基于临床危急值处置的护理管理思维导图

徐建文 李 婷 羌 虹 主编

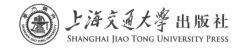

上海交通大学出版社
SHANGHAI JIAO TONG UNIVERSITY PRESS

内容提要

本书可作为急危重症患者管理的辅助用书，涉及危急值处置中最常见的临床检验项目、心电图检查、影像学检查等方面，以危急值处置的临床表现、潜在风险、治疗要点、护理要点等关键词为中心，将主题关键词与图像、颜色等建立记忆连接，运用图文并重的技巧，以思维导图形式呈现，可帮助护理人员整理思路，快速记忆，能够第一时间观察患者的临床症状，及时反馈，做出正确的处理，使患者得到及时有效的救治，降低并发症的发生。

本书可供护理专业人士参考、阅读。

图书在版编目（CIP）数据

基于临床危急值处置的护理管理思维导图 / 徐建文，李婷，羌虹主编 . —上海：上海交通大学出版社，2024.6
　ISBN 978-7-313-30668-5

　Ⅰ.①基… Ⅱ.①徐… ②李… ③羌… Ⅲ.①险症－护理学 ②急性病－护理学 Ⅳ.①R472.2

　中国国家版本馆CIP数据核字（2024）第089854号

基于临床危急值处置的护理管理思维导图
JIYU LINCHUANG WEIJIZHI CHUZHI DE HULI GUANLI SIWEIDAOTU

主　　编：徐建文　李　婷　羌　虹
出版发行：上海交通大学出版社　　　　　　　　地　　址：上海市番禺路951号
邮政编码：200030　　　　　　　　　　　　　　电　　话：021-64071208
印　　制：苏州市古得堡数码印刷有限公司　　　经　　销：全国新华书店
开　　本：889mm×1194mm　1/16　　　　　　　印　　张：5
字　　数：122千字
版　　次：2024年6月第1版　　　　　　　　　　印　　次：2024年6月第1次印刷
书　　号：ISBN 978-7-313-30668-5
定　　价：58.00元

编委会

主　审　　张玲娟　　　徐选福

主　编　　徐建文　　　李　婷　　　羌　虹

副主编　　崔　静　　　龚碧波　　　张洁莹

编　者（按姓氏拼音排序）

安琳琳　　曹霆蔚　　陈　燕　　陈元东

陈　赟　　陈　云　　范超云　　耿甲芹

胡芸芸　　花婷婷　　黄　芳　　金　燕

郦云霞　　林　美　　刘艳红　　钱霞芳

单　蓉　　邵黎黎　　汪　娟　　王　蓓

王　欣　　王秀霞　　王　翊　　王意文

卫笑笑　　温　洁　　胥　琴　　徐　杰

杨晓钧　　尹莉莉　　袁佩华　　张　洁

张利梅　　周丽娜　　朱文婷　　朱　怡

序

《全国护理事业发展规划（2021—2025 年）》指出当前护理事业发展的主要任务之一是推动护理高质量发展，以进一步提升专业服务能力。临床护士作为患者身边的守护者，其病情判断和处置能力直接影响临床急危重症患者病情的转归。因此，加强临床护士危急处置能力的培养是保障患者安全的重要举措，也越来越得到各大医院护理管理者的重视。

临床危急值报告制度是十八项医疗核心制度之一，熟练掌握临床危急值并正确处置是临床护士必备的核心能力。然而，临床护理危急处置的情况千变万化，护士如何熟练掌握其要领是当前临床护理面临的重大挑战。

思维导图是表达发散性思维的有效图形思维工具，运用图文并重的技巧，把各级主题的关系用相互隶属的层级图表现出来，将关键主题词与图像、颜色等建立记忆连接。该工具有助于临床护士建立危急处置知识框架，提升临床实践能力。

本书基于患者安全理念，立足临床实践，应用思维导图构建临床急危重症处置知识体系。不仅能在提升护士临床护理实践能力的培养上起到较好的指导作用，而且能在临床急危重症患者救治中起到较强的支撑作用。该书适用于新入职护士的培训，也可作为临床一线护士工作的参考用书。

我高兴地看到临床护理发展的日新月异，也欣慰于一代又一代护理人的努力与拼搏。故诚荐此书，并为之作序。

国家科技部重点研发计划和教育部学位论文评审专家库成员

中华护理学会老年护理专业委员会副主任委员

全军护理专业委员会副主任委员　张玲娟

上海市护理学会营养支持专业委员会主任委员

上海市老年护理管理质控中心主任

前　言

护士的病情判断和处置能力是影响临床急危重症患者病情转归的重要因素，而评估与观察的准确性和护理措施的针对性是评价护理人员危急处置能力的重要指标。

思维导图又称心智导图，是运用图文并重的技巧，将复杂的文字信息用简单的导图形式把各级主题的关系用相互隶属与相关的层级图表现出来。

本书首次将思维导图运用于急危重症患者的临床护理指导教学中，改变过去传统的文字表现形式，以更直观的方式提炼知识要点。从危急值角度出发将急危重症项目以临床表现、潜在风险、治疗要点、护理要点等关键词进行展现，将主题关键词与图像、颜色等建立记忆连接，运用图文并重的技巧，以思维导图形式呈现，用于临床护理管理中。改变传统的文字、图表方式，帮助护理人员整理思路，快速记忆，并第一时间掌握患者的临床症状，及时反馈，做出正确的判断与处理，使患者得到及时有效的救治，降低并发症的发生。

临床危急值报告制度是十八项医疗核心制度之一，目前国内关于从危急值角度出发的临床护理书籍与教材并不多见，少数涉及护理危急值的书籍编写内容也多与传统教材相似，对护士的指导作用缺乏直观性和预见性。为了提高护士对危急情况的判断与处理能力，指导其综合运用各项护理技术开展抢救护理工作，我们组织人员编写了本书。

本书的作者多为临床一线资深专科护理专家，书中融汇作者自身丰富的临床实践经验，参考各种规范教材和最新、最前沿的专科指南、专家共识，以保证科学性、前瞻性、实用性及可操作性。全面、系统地叙述临床常见急危重症的临床表现、潜在风险、治疗要点、护理要点，帮助读者更快地了解相关护理知识。全书共分3篇，涵盖临床检验项目、心电图、影像等提示的60余种临床常见危急处置，化繁为简，直观明晰，突出护士需要关注的重点，优先处理危及生命的临床表现，提高护士的救治水平。

本书的编写得到了知名护理专家张玲娟教授、徐选福教授的鼎力相助，并由他们担任审校工作。上海市杨浦区市东医院各有关科室大力支持，参与文稿初审、整理、编辑。在此表示最诚挚的感谢。本书全体编者以高度严谨认真的态度编写此书，但书中难免有不尽完善之处，恳请读者批评指正。

目 录

CONTENTS

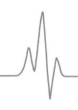

目录 CONTENTS

临床检验危急值

V_1 V_2 V_3 V

1 血钾降低

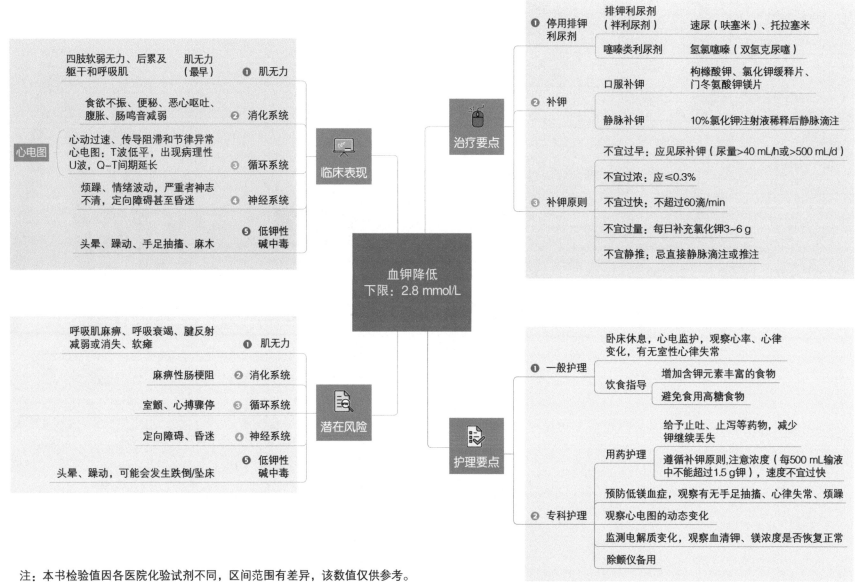

临床表现

心电图

四肢软弱无力、后累及
躯干和呼吸肌　　肌无力
　　　　　　　（最早）　❶ 肌无力

食欲不振、便秘、恶心呕吐、
腹胀、肠鸣音减弱　❷ 消化系统

心动过速、传导阻滞和节律异常
心电图：T波低平，出现病理性
U波，Q-T间期延长　❸ 循环系统

烦躁、情绪波动，严重者神志
不清，定向障碍甚至昏迷　❹ 神经系统

头晕、躁动、手足抽搐、麻木　❺ 低钾性
　　　　　　　　　　　　碱中毒

**血钾降低
下限：2.8 mmol/L**

治疗要点

❶ 停用排钾
　利尿剂

| 排钾利尿剂（袢利尿剂） | 速尿（呋塞米）、托拉塞米 |
| 噻嗪类利尿剂 | 氢氯噻嗪（双氢克尿噻） |

❷ 补钾

| 口服补钾 | 枸橼酸钾、氯化钾缓释片、门冬氨酸钾镁片 |
| 静脉补钾 | 10%氯化钾注射液稀释后静脉滴注 |

❸ 补钾原则

不宜过早：应见尿补钾（尿量>40 mL/h或>500 mL/d）

不宜过浓：应≤0.3%

不宜过快：不超过60滴/min

不宜过量：每日补充氯化钾3~6 g

不宜静推：忌直接静脉滴注或推注

潜在风险

呼吸肌麻痹、呼吸衰竭、腱反射
减弱或消失、软瘫　❶ 肌无力

麻痹性肠梗阻　❷ 消化系统

室颤、心搏骤停　❸ 循环系统

定向障碍、昏迷　❹ 神经系统

头晕、躁动，可能会发生跌倒/坠床　❺ 低钾性
　　　　　　　　　　　　　　碱中毒

护理要点

❶ 一般护理

卧床休息，心电监护，观察心率、心律
变化，有无室性心律失常

饮食指导

增加含钾元素丰富的食物

避免食用高糖食物

❷ 专科护理

用药护理

给予止吐、止泻等药物，减少
钾继续丢失

遵循补钾原则，注意浓度（每500 mL输液
中不能超过1.5 g钾），速度不宜过快

预防低镁血症，观察有无手足抽搐、心律失常、烦躁

观察心电图的动态变化

监测电解质变化，观察血清钾、镁浓度是否恢复正常

除颤仪备用

　注：本书检验值因各医院化验试剂不同，区间范围有差异，该数值仅供参考。

2 血钾升高

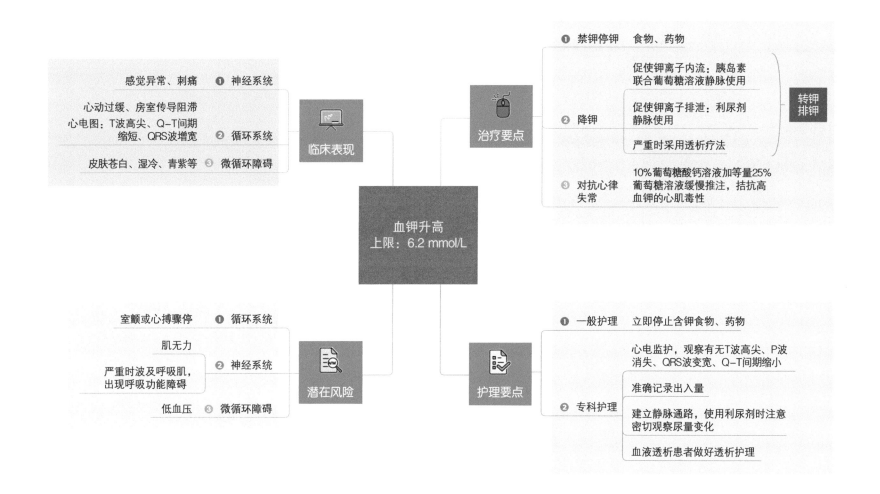

临床表现
- ❶ 神经系统　感觉异常、刺痛
- ❷ 循环系统　心动过缓、房室传导阻滞　心电图：T波高尖、Q-T间期缩短、QRS波增宽
- ❸ 微循环障碍　皮肤苍白、湿冷、青紫等

治疗要点
- ❶ 禁钾停钾　食物、药物
- ❷ 降钾　转钾排钾
  - 促使钾离子内流：胰岛素联合葡萄糖溶液静脉使用
  - 促使钾离子排泄：利尿剂静脉使用
  - 严重时采用透析疗法
- ❸ 对抗心律失常　10%葡萄糖酸钙溶液加等量25%葡萄糖溶液缓慢推注，拮抗高血钾的心肌毒性

血钾升高
上限：6.2 mmol/L

潜在风险
- ❶ 循环系统　室颤或心搏骤停
- ❷ 神经系统　肌无力　严重时波及呼吸肌，出现呼吸功能障碍
- ❸ 微循环障碍　低血压

护理要点
- ❶ 一般护理　立即停止含钾食物、药物
- ❷ 专科护理
  - 心电监护，观察有无T波高尖、P波消失、QRS波变宽、Q-T间期缩小
  - 准确记录出入量
  - 建立静脉通路，使用利尿剂时注意密切观察尿量变化
  - 血液透析患者做好透析护理

3 血钠降低

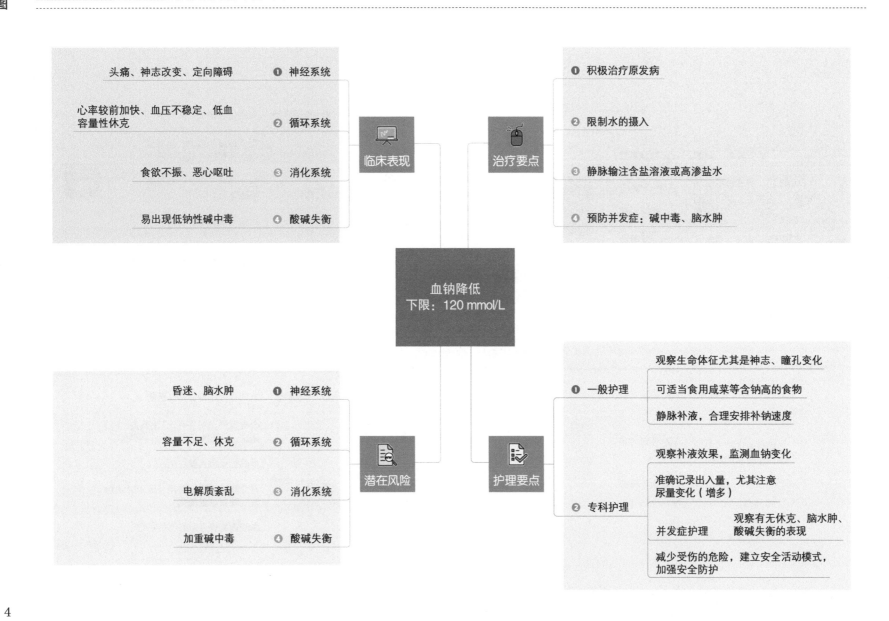

临床表现

① 神经系统 ——头痛、神志改变、定向障碍

② 循环系统 ——心率较前加快、血压不稳定、低血容量性休克

③ 消化系统 ——食欲不振、恶心呕吐

④ 酸碱失衡 ——易出现低钠性碱中毒

治疗要点

① 积极治疗原发病

② 限制水的摄入

③ 静脉输注含盐溶液或高渗盐水

④ 预防并发症：碱中毒、脑水肿

血钠降低
下限：120 mmol/L

潜在风险

① 神经系统 ——昏迷、脑水肿

② 循环系统 ——容量不足、休克

③ 消化系统 ——电解质紊乱

④ 酸碱失衡 ——加重碱中毒

护理要点

① 一般护理
观察生命体征尤其是神志、瞳孔变化
可适当食用咸菜等含钠高的食物
静脉补液，合理安排补钠速度

② 专科护理
观察补液效果，监测血钠变化
准确记录出入量，尤其注意尿量变化（增多）
并发症护理 观察有无休克、脑水肿、酸碱失衡的表现
减少受伤的危险，建立安全活动模式，加强安全防护

4 血钠升高

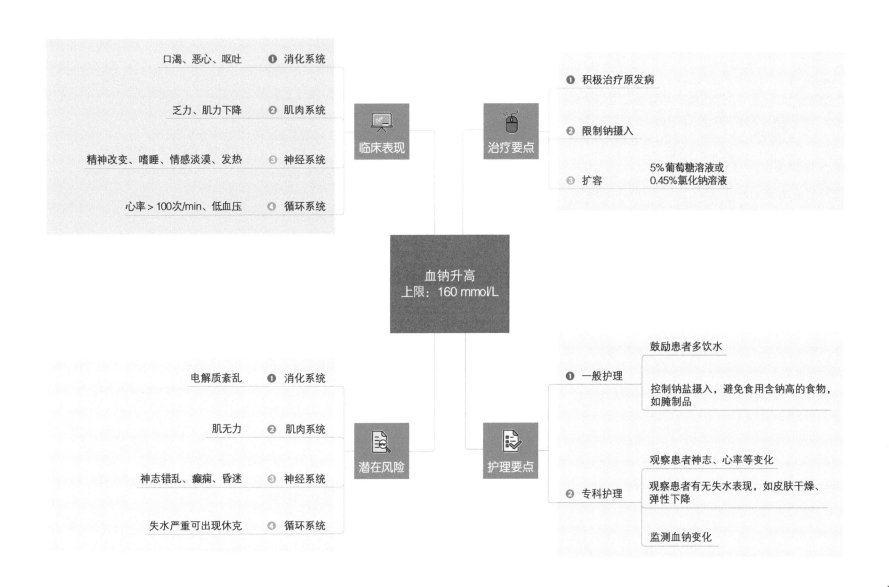

口渴、恶心、呕吐 ❶ 消化系统

乏力、肌力下降 ❷ 肌肉系统

精神改变、嗜睡、情感淡漠、发热 ❸ 神经系统

心率 > 100次/min、低血压 ❹ 循环系统

临床表现

治疗要点
❶ 积极治疗原发病
❷ 限制钠摄入
❸ 扩容　5%葡萄糖溶液或 0.45%氯化钠溶液

血钠升高
上限：160 mmol/L

电解质紊乱 ❶ 消化系统

肌无力 ❷ 肌肉系统

神志错乱、癫痫、昏迷 ❸ 神经系统

失水严重可出现休克 ❹ 循环系统

潜在风险

护理要点

❶ 一般护理
鼓励患者多饮水
控制钠盐摄入，避免食用含钠高的食物，如腌制品

❷ 专科护理
观察患者神志、心率等变化
观察患者有无失水表现，如皮肤干燥、弹性下降
监测血钠变化

5 血钙降低

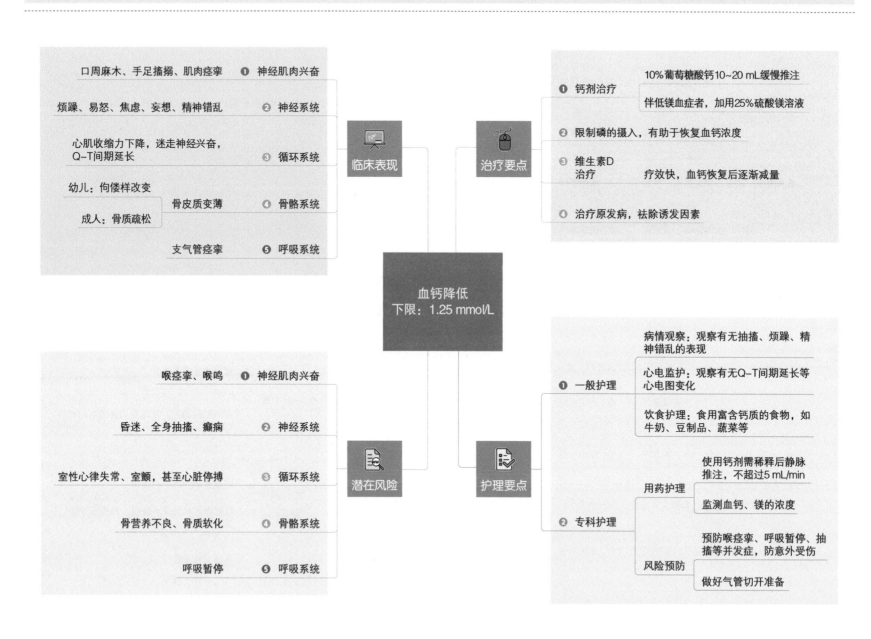

临床表现

- 口周麻木、手足搐搦、肌肉痉挛　❶ 神经肌肉兴奋
- 烦躁、易怒、焦虑、妄想、精神错乱　❷ 神经系统
- 心肌收缩力下降，迷走神经兴奋，Q-T间期延长　❸ 循环系统
- 幼儿：佝偻样改变
- 成人：骨质疏松　骨皮质变薄　❹ 骨骼系统
- 支气管痉挛　❺ 呼吸系统

治疗要点

- ❶ 钙剂治疗
  - 10%葡萄糖酸钙10~20 mL缓慢推注
  - 伴低镁血症者，加用25%硫酸镁溶液
- ❷ 限制磷的摄入，有助于恢复血钙浓度
- ❸ 维生素D治疗　疗效快，血钙恢复后逐渐减量
- ❹ 治疗原发病，祛除诱发因素

血钙降低
下限：1.25 mmol/L

潜在风险

- 喉痉挛、喉鸣　❶ 神经肌肉兴奋
- 昏迷、全身抽搐、癫痫　❷ 神经系统
- 室性心律失常、室颤，甚至心脏停搏　❸ 循环系统
- 骨营养不良、骨质软化　❹ 骨骼系统
- 呼吸暂停　❺ 呼吸系统

护理要点

- ❶ 一般护理
  - 病情观察：观察有无抽搐、烦躁、精神错乱的表现
  - 心电监护：观察有无Q-T间期延长等心电图变化
  - 饮食护理：食用富含钙质的食物，如牛奶、豆制品、蔬菜等
- ❷ 专科护理
  - 用药护理
    - 使用钙剂需稀释后静脉推注，不超过5 mL/min
    - 监测血钙、镁的浓度
  - 风险预防
    - 预防喉痉挛、呼吸暂停、抽搐等并发症，防意外受伤
    - 做好气管切开准备

6 血钙升高

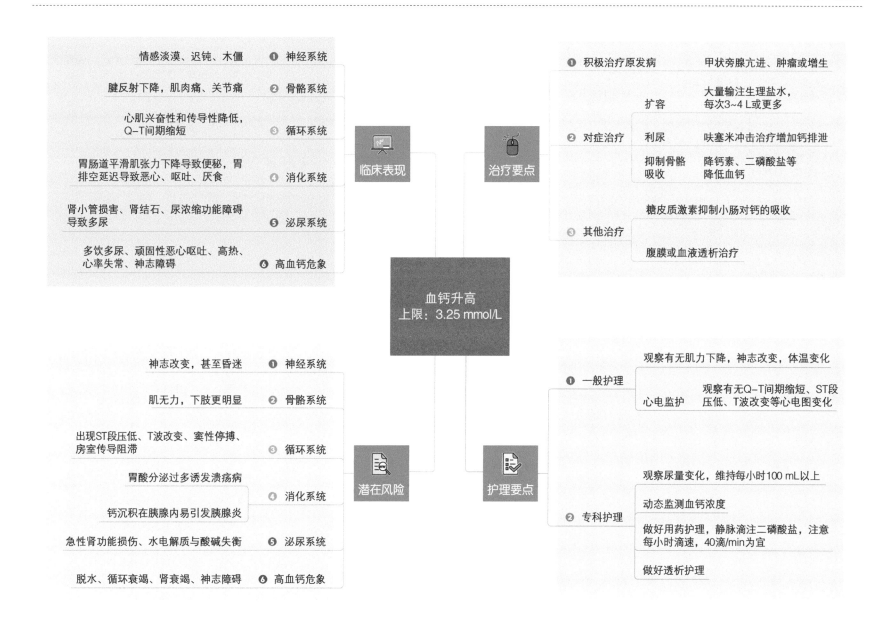

临床表现

- 情感淡漠、迟钝、木僵 ❶ 神经系统
- 腱反射下降，肌肉痛、关节痛 ❷ 骨骼系统
- 心肌兴奋性和传导性降低，Q-T间期缩短 ❸ 循环系统
- 胃肠道平滑肌张力下降导致便秘，胃排空延迟导致恶心、呕吐、厌食 ❹ 消化系统
- 肾小管损害、肾结石、尿浓缩功能障碍导致多尿 ❺ 泌尿系统
- 多饮多尿、顽固性恶心呕吐、高热、心率失常、神志障碍 ❻ 高血钙危象

治疗要点

- ❶ 积极治疗原发病　甲状旁腺亢进、肿瘤或增生
- ❷ 对症治疗
  - 扩容　大量输注生理盐水，每次3~4 L或更多
  - 利尿　呋塞米冲击治疗增加钙排泄
  - 抑制骨骼吸收　降钙素、二磷酸盐等降低血钙
- ❸ 其他治疗
  - 糖皮质激素抑制小肠对钙的吸收
  - 腹膜或血液透析治疗

血钙升高
上限：3.25 mmol/L

潜在风险

- 神志改变，甚至昏迷 ❶ 神经系统
- 肌无力，下肢更明显 ❷ 骨骼系统
- 出现ST段压低、T波改变、窦性停搏、房室传导阻滞 ❸ 循环系统
- 胃酸分泌过多诱发溃疡病 ❹ 消化系统
- 钙沉积在胰腺内易引发胰腺炎
- 急性肾功能损伤、水电解质与酸碱失衡 ❺ 泌尿系统
- 脱水、循环衰竭、肾衰竭、神志障碍 ❻ 高血钙危象

护理要点

- ❶ 一般护理
  - 观察有无肌力下降，神志改变，体温变化
  - 心电监护　观察有无Q-T间期缩短、ST段压低、T波改变等心电图变化
- ❷ 专科护理
  - 观察尿量变化，维持每小时100 mL以上
  - 动态监测血钙浓度
  - 做好用药护理，静脉滴注二磷酸盐，注意每小时滴速，40滴/min为宜
  - 做好透析护理

7 血糖降低

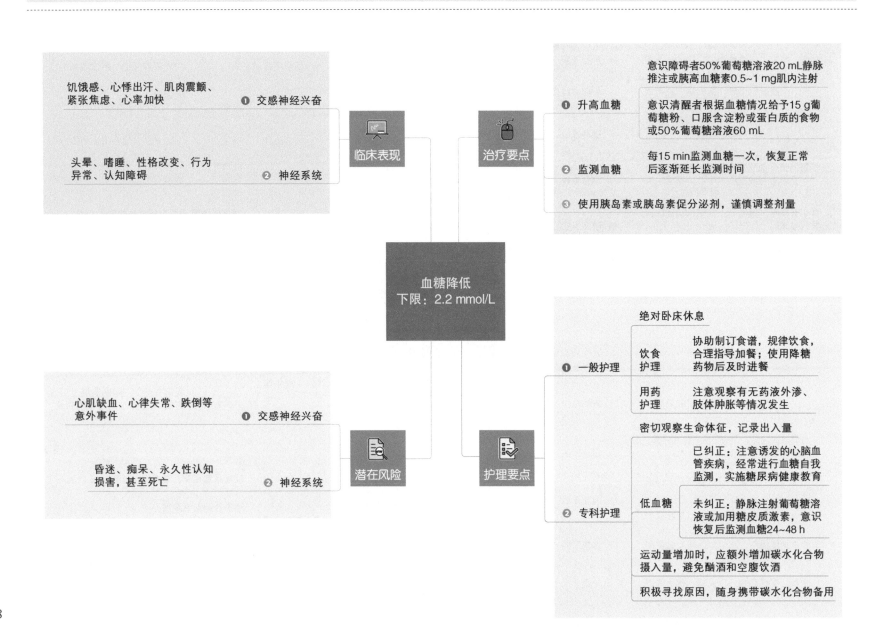

临床表现

① 交感神经兴奋：饥饿感、心悸出汗、肌肉震颤、紧张焦虑、心率加快

② 神经系统：头晕、嗜睡、性格改变、行为异常、认知障碍

治疗要点

① 升高血糖：
- 意识障碍者50%葡萄糖溶液20 mL静脉推注或胰高血糖素0.5~1 mg肌内注射
- 意识清醒者根据血糖情况给予15 g葡萄糖粉、口服含淀粉或蛋白质的食物或50%葡萄糖溶液60 mL

② 监测血糖：每15 min监测血糖一次，恢复正常后逐渐延长监测时间

③ 使用胰岛素或胰岛素促分泌剂，谨慎调整剂量

血糖降低
下限：2.2 mmol/L

潜在风险

① 交感神经兴奋：心肌缺血、心律失常、跌倒等意外事件

② 神经系统：昏迷、痴呆、永久性认知损害，甚至死亡

护理要点

① 一般护理：
- 绝对卧床休息
- 饮食护理：协助制订食谱，规律饮食，合理指导加餐；使用降糖药物后及时进餐
- 用药护理：注意观察有无药液外渗、肢体肿胀等情况发生

② 专科护理：
- 密切观察生命体征，记录出入量
- 低血糖：
  - 已纠正：注意诱发的心脑血管疾病，经常进行血糖自我监测，实施糖尿病健康教育
  - 未纠正：静脉注射葡萄糖溶液或加用糖皮质激素，意识恢复后监测血糖24~48 h
- 运动量增加时，应额外增加碳水化合物摄入量，避免酗酒和空腹饮酒
- 积极寻找原因，随身携带碳水化合物备用

8 血糖升高

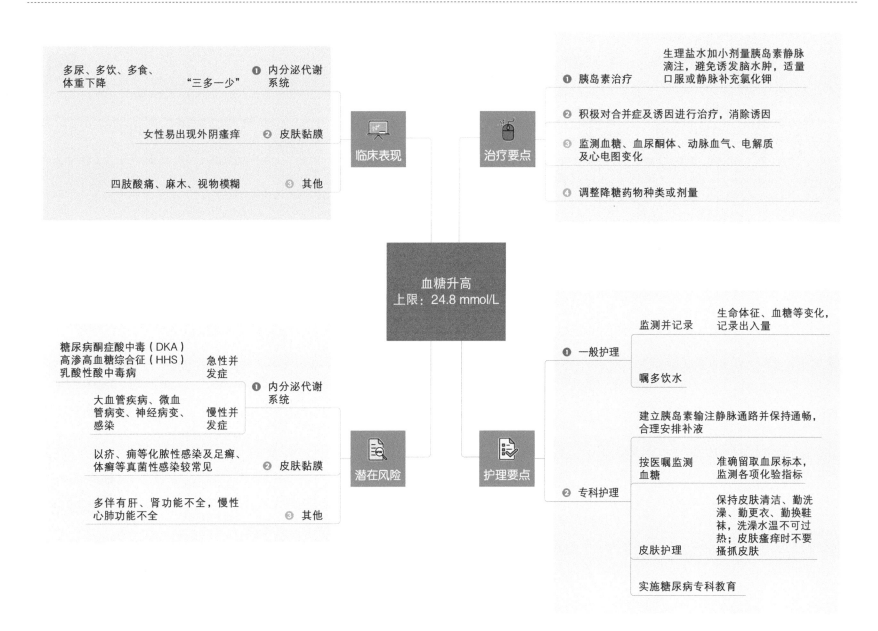

临床表现

① 内分泌代谢系统　多尿、多饮、多食、体重下降　"三多一少"

② 皮肤黏膜　女性易出现外阴瘙痒

③ 其他　四肢酸痛、麻木、视物模糊

治疗要点

① 胰岛素治疗　生理盐水加小剂量胰岛素静脉滴注，避免诱发脑水肿，适量口服或静脉补充氯化钾

② 积极对合并症及诱因进行治疗，消除诱因

③ 监测血糖、血尿酮体、动脉血气、电解质及心电图变化

④ 调整降糖药物种类或剂量

血糖升高　上限：24.8 mmol/L

潜在风险

① 内分泌代谢系统

　急性并发症　糖尿病酮症酸中毒（DKA）　高渗高血糖综合征（HHS）　乳酸性酸中毒病

　慢性并发症　大血管疾病、微血管病变、神经病变、感染

② 皮肤黏膜　以疖、痈等化脓性感染及足癣、体癣等真菌性感染较常见

③ 其他　多伴有肝、肾功能不全，慢性心肺功能不全

护理要点

① 一般护理

　监测并记录　生命体征、血糖等变化，记录出入量

　嘱多饮水

② 专科护理

　建立胰岛素输注静脉通路并保持通畅，合理安排补液

　按医嘱监测血糖　准确留取血尿标本，监测各项化验指标

　皮肤护理　保持皮肤清洁、勤洗澡、勤更衣、勤换鞋袜，洗澡水温不可过热；皮肤瘙痒时不要搔抓皮肤

　实施糖尿病专科教育

9 动脉血氧分压降低

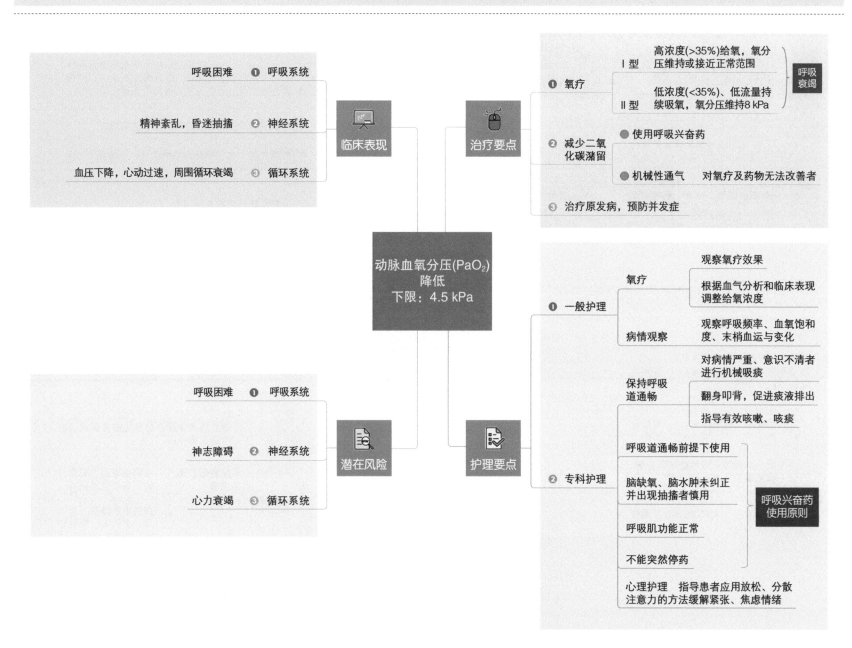

临床表现
- ❶ 呼吸系统　呼吸困难
- ❷ 神经系统　精神紊乱，昏迷抽搐
- ❸ 循环系统　血压下降，心动过速，周围循环衰竭

治疗要点
- ❶ 氧疗
  - Ⅰ型　高浓度(>35%)给氧，氧分压维持或接近正常范围 ｝呼吸衰竭
  - Ⅱ型　低浓度(<35%)、低流量持续吸氧，氧分压维持8 kPa
- ❷ 减少二氧化碳潴留
  - ● 使用呼吸兴奋药
  - ● 机械性通气　对氧疗及药物无法改善者
- ❸ 治疗原发病，预防并发症

动脉血氧分压(PaO₂)降低 下限：4.5 kPa

潜在风险
- ❶ 呼吸系统　呼吸困难
- ❷ 神经系统　神志障碍
- ❸ 循环系统　心力衰竭

护理要点
- ❶ 一般护理
  - 氧疗
    - 观察氧疗效果
    - 根据血气分析和临床表现调整给氧浓度
  - 病情观察
    - 观察呼吸频率、血氧饱和度、末梢血运与变化
  - 保持呼吸道通畅
    - 对病情严重、意识不清者进行机械吸痰
    - 翻身叩背，促进痰液排出
    - 指导有效咳嗽、咳痰
- ❷ 专科护理
  - 呼吸道通畅前提下使用
  - 脑缺氧、脑水肿未纠正并出现抽搐者慎用 ｝呼吸兴奋药使用原则
  - 呼吸肌功能正常
  - 不能突然停药
  - 心理护理　指导患者应用放松、分散注意力的方法缓解紧张、焦虑情绪

10　动脉血二氧化碳分压降低

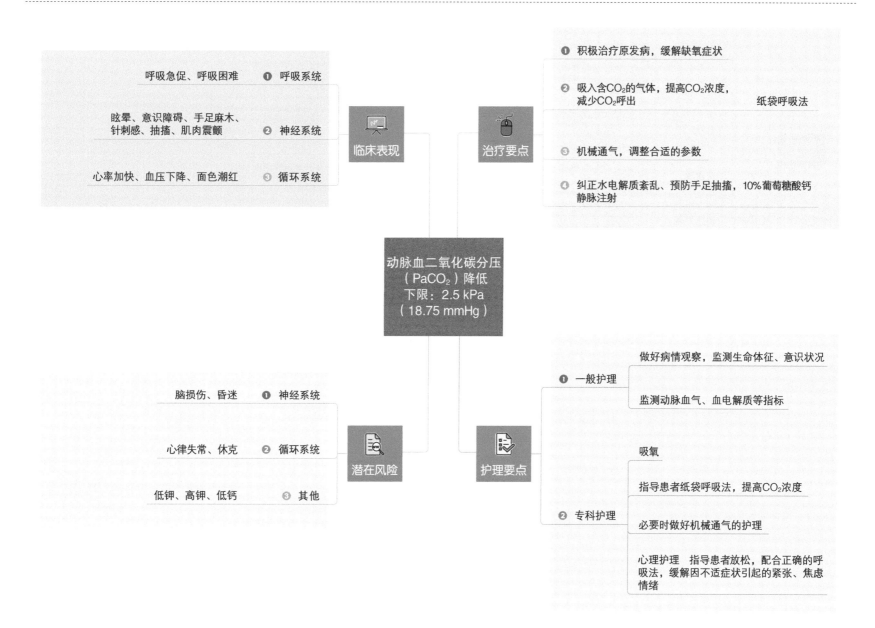

呼吸急促、呼吸困难　❶ 呼吸系统

眩晕、意识障碍、手足麻木、
针刺感、抽搐、肌肉震颤　❷ 神经系统

心率加快、血压下降、面色潮红　❸ 循环系统

临床表现

治疗要点

❶ 积极治疗原发病，缓解缺氧症状

❷ 吸入含CO_2的气体，提高CO_2浓度，
减少CO_2呼出　　　　　纸袋呼吸法

❸ 机械通气，调整合适的参数

❹ 纠正水电解质紊乱、预防手足抽搐，10%葡萄糖酸钙
静脉注射

**动脉血二氧化碳分压
（$PaCO_2$）降低
下限：2.5 kPa
（18.75 mmHg）**

脑损伤、昏迷　❶ 神经系统

心律失常、休克　❷ 循环系统

低钾、高钾、低钙　❸ 其他

潜在风险

护理要点

❶ 一般护理

做好病情观察，监测生命体征、意识状况

监测动脉血气、血电解质等指标

吸氧

指导患者纸袋呼吸法，提高CO_2浓度

必要时做好机械通气的护理

❷ 专科护理

心理护理　指导患者放松，配合正确的呼
吸法，缓解因不适症状引起的紧张、焦虑
情绪

11 动脉血二氧化碳分压升高

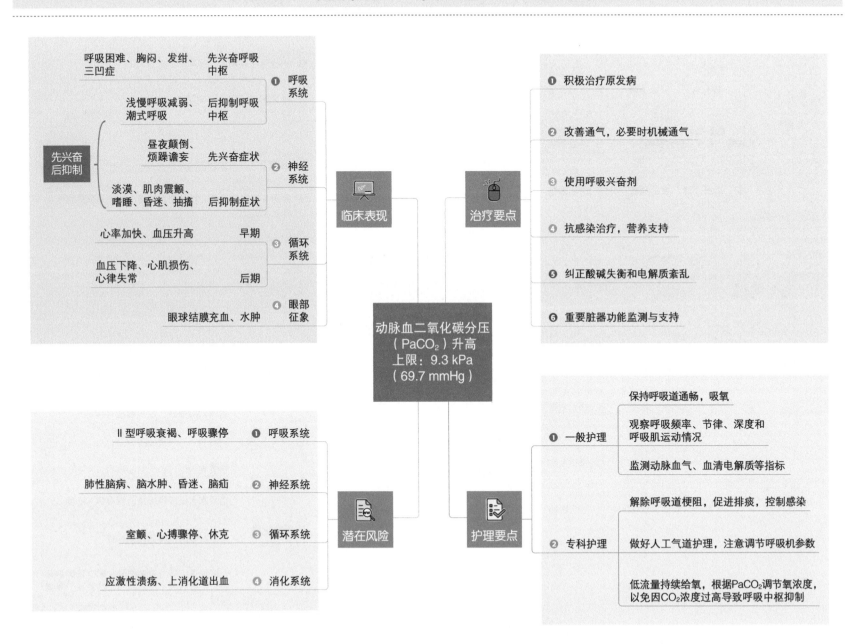

临床表现

先兴奋后抑制

① 呼吸系统
- 呼吸困难、胸闷、发绀、三凹症 —— 先兴奋呼吸中枢
- 浅慢呼吸减弱、潮式呼吸 —— 后抑制呼吸中枢

② 神经系统
- 昼夜颠倒、烦躁谵妄 —— 先兴奋症状
- 淡漠、肌肉震颤、嗜睡、昏迷、抽搐 —— 后抑制症状

③ 循环系统
- 心率加快、血压升高 —— 早期
- 血压下降、心肌损伤、心律失常 —— 后期

④ 眼部征象
- 眼球结膜充血、水肿

动脉血二氧化碳分压（PaCO₂）升高 上限：9.3 kPa（69.7 mmHg）

治疗要点

① 积极治疗原发病

② 改善通气，必要时机械通气

③ 使用呼吸兴奋剂

④ 抗感染治疗，营养支持

⑤ 纠正酸碱失衡和电解质紊乱

⑥ 重要脏器功能监测与支持

潜在风险

① 呼吸系统 —— Ⅱ型呼吸衰竭、呼吸骤停

② 神经系统 —— 肺性脑病、脑水肿、昏迷、脑疝

③ 循环系统 —— 室颤、心搏骤停、休克

④ 消化系统 —— 应激性溃疡、上消化道出血

护理要点

① 一般护理
- 保持呼吸道通畅，吸氧
- 观察呼吸频率、节律、深度和呼吸肌运动情况
- 监测动脉血气、血清电解质等指标

② 专科护理
- 解除呼吸道梗阻，促进排痰，控制感染
- 做好人工气道护理，注意调节呼吸机参数
- 低流量持续给氧，根据PaCO₂调节氧浓度，以免因CO₂浓度过高导致呼吸中枢抑制

12 血液酸碱度降低

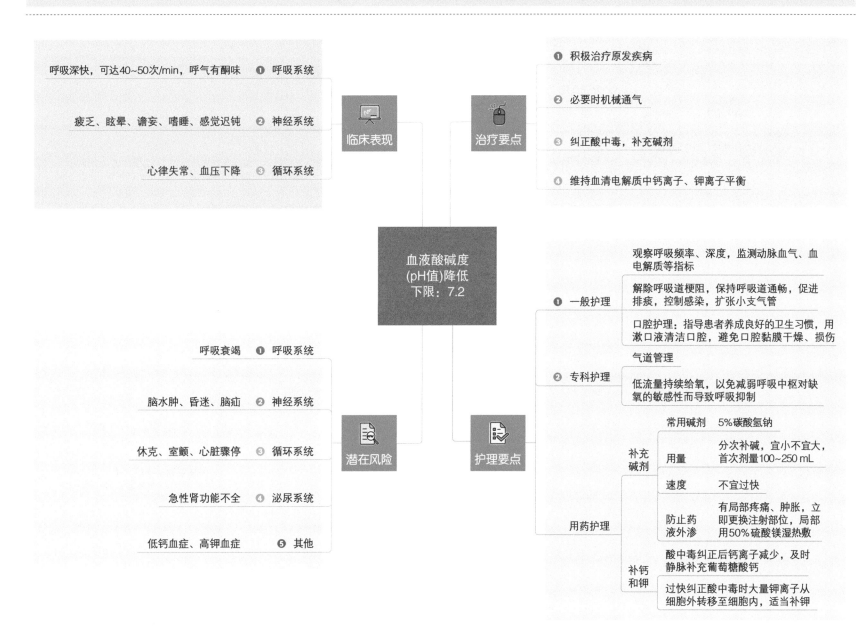

临床表现
- 呼吸深快，可达40~50次/min，呼气有酮味 ❶ 呼吸系统
- 疲乏、眩晕、谵妄、嗜睡、感觉迟钝 ❷ 神经系统
- 心律失常、血压下降 ❸ 循环系统

治疗要点
- ❶ 积极治疗原发疾病
- ❷ 必要时机械通气
- ❸ 纠正酸中毒，补充碱剂
- ❹ 维持血清电解质中钙离子、钾离子平衡

血液酸碱度(pH值)降低 下限：7.2

潜在风险
- 呼吸衰竭 ❶ 呼吸系统
- 脑水肿、昏迷、脑疝 ❷ 神经系统
- 休克、室颤、心脏骤停 ❸ 循环系统
- 急性肾功能不全 ❹ 泌尿系统
- 低钙血症、高钾血症 ❺ 其他

护理要点

❶ 一般护理
- 观察呼吸频率、深度，监测动脉血气、血电解质等指标
- 解除呼吸道梗阻，保持呼吸道通畅，促进排痰，控制感染，扩张小支气管
- 口腔护理：指导患者养成良好的卫生习惯，用漱口液清洁口腔，避免口腔黏膜干燥、损伤

❷ 专科护理
- 气道管理
- 低流量持续给氧，以免减弱呼吸中枢对缺氧的敏感性而导致呼吸抑制

用药护理

补充碱剂	常用碱剂	5%碳酸氢钠
	用量	分次补碱，宜小不宜大，首次剂量100~250 mL
	速度	不宜过快
	防止药液外渗	有局部疼痛、肿胀，立即更换注射部位，局部用50%硫酸镁湿热敷

补钙和钾
- 酸中毒纠正后钙离子减少，及时静脉补充葡萄糖酸钙
- 过快纠正酸中毒时大量钾离子从细胞外转移至细胞内，适当补钾

13 血液酸碱度升高

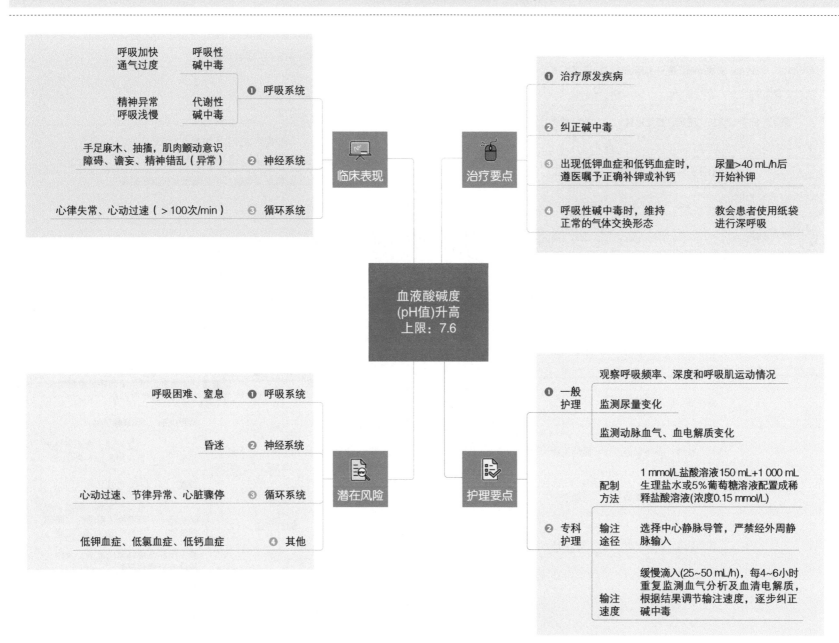

临床表现

呼吸加快 通气过度	呼吸性 碱中毒	
精神异常 呼吸浅慢	代谢性 碱中毒	❶ 呼吸系统
手足麻木、抽搐，肌肉颤动意识 障碍、谵妄、精神错乱（异常）		❷ 神经系统
心律失常、心动过速（＞100次/min）		❸ 循环系统

治疗要点

❶ 治疗原发疾病

❷ 纠正碱中毒

❸ 出现低钾血症和低钙血症时，遵医嘱予正确补钾或补钙　尿量>40 mL/h后开始补钾

❹ 呼吸性碱中毒时，维持正常的气体交换形态　教会患者使用纸袋进行深呼吸

血液酸碱度 (pH值)升高 上限：7.6

潜在风险

呼吸困难、窒息	❶ 呼吸系统
昏迷	❷ 神经系统
心动过速、节律异常、心脏骤停	❸ 循环系统
低钾血症、低氯血症、低钙血症	❹ 其他

护理要点

❶ 一般护理		观察呼吸频率、深度和呼吸肌运动情况
		监测尿量变化
		监测动脉血气、血电解质变化
❷ 专科护理	配制方法	1 mmol/L盐酸溶液150 mL+1 000 mL 生理盐水或5%葡萄糖溶液配置成稀 释盐酸溶液(浓度0.15 mmol/L)
	输注途径	选择中心静脉导管，严禁经外周静脉输入
	输注速度	缓慢滴入(25~50 mL/h)，每4~6小时重复监测血气分析及血清电解质，根据结果调节输注速度，逐步纠正碱中毒

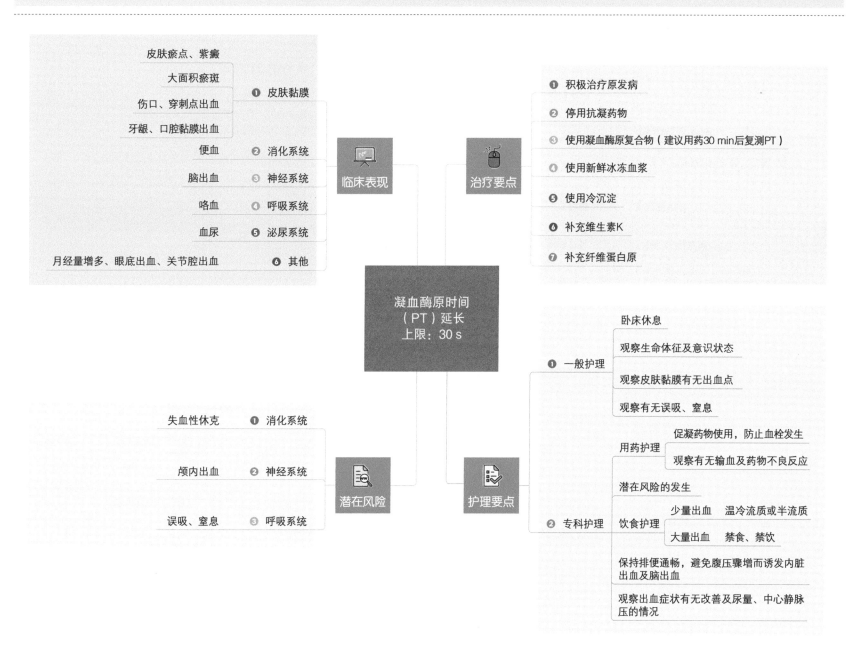

15　活化部分凝血活酶时间延长

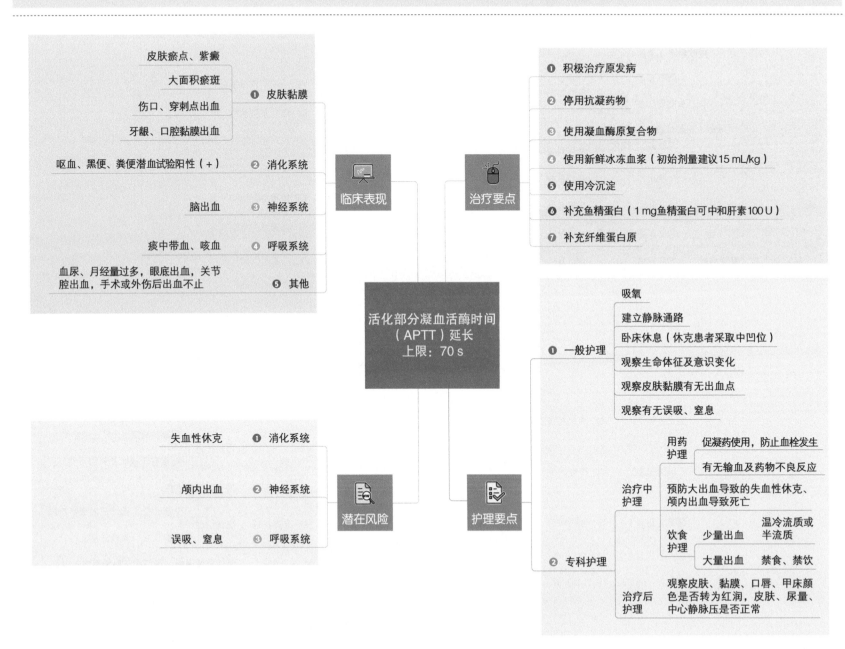

临床表现

① 皮肤黏膜
- 皮肤瘀点、紫癜
- 大面积瘀斑
- 伤口、穿刺点出血
- 牙龈、口腔黏膜出血

② 消化系统
- 呕血、黑便、粪便潜血试验阳性（＋）

③ 神经系统
- 脑出血

④ 呼吸系统
- 痰中带血、咳血

⑤ 其他
- 血尿、月经量过多，眼底出血，关节腔出血，手术或外伤后出血不止

活化部分凝血活酶时间（APTT）延长　上限：70 s

潜在风险

① 消化系统
- 失血性休克

② 神经系统
- 颅内出血

③ 呼吸系统
- 误吸、窒息

治疗要点

① 积极治疗原发病
② 停用抗凝药物
③ 使用凝血酶原复合物
④ 使用新鲜冰冻血浆（初始剂量建议15 mL/kg）
⑤ 使用冷沉淀
⑥ 补充鱼精蛋白（1 mg鱼精蛋白可中和肝素100 U）
⑦ 补充纤维蛋白原

护理要点

① 一般护理
- 吸氧
- 建立静脉通路
- 卧床休息（休克患者采取中凹位）
- 观察生命体征及意识变化
- 观察皮肤黏膜有无出血点
- 观察有无误吸、窒息

② 专科护理
- 用药护理
  - 促凝药使用，防止血栓发生
  - 有无输血及药物不良反应
- 治疗中护理
  - 预防大出血导致的失血性休克、颅内出血导致死亡
- 饮食护理
  - 少量出血：温冷流质或半流质
  - 大量出血：禁食、禁饮
- 治疗后护理
  - 观察皮肤、黏膜、口唇、甲床颜色是否转为红润，皮肤、尿量、中心静脉压是否正常

16 血浆纤维蛋白原降低

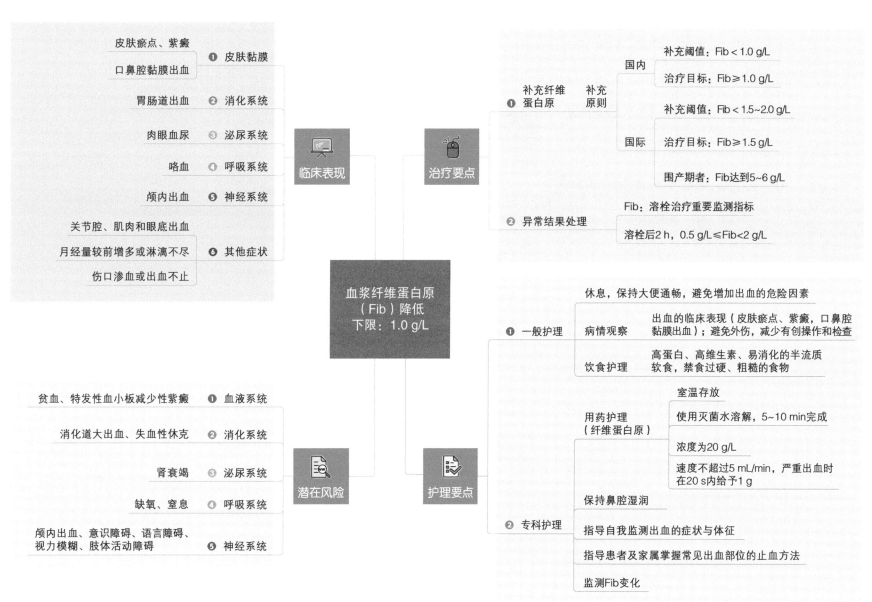

皮肤瘀点、紫癜
口鼻腔黏膜出血
❶ 皮肤黏膜

胃肠道出血 ❷ 消化系统

肉眼血尿 ❸ 泌尿系统

咯血 ❹ 呼吸系统

颅内出血 ❺ 神经系统

关节腔、肌肉和眼底出血
月经量较前增多或淋漓不尽 ❻ 其他症状
伤口渗血或出血不止

临床表现

治疗要点

❶ 补充纤维蛋白原 — 补充原则
国内 — 补充阈值：Fib < 1.0 g/L
— 治疗目标：Fib≥1.0 g/L
国际 — 补充阈值：Fib < 1.5~2.0 g/L
— 治疗目标：Fib≥1.5 g/L
围产期者：Fib达到5~6 g/L

❷ 异常结果处理
Fib：溶栓治疗重要监测指标
溶栓后2 h，0.5 g/L≤Fib<2 g/L

血浆纤维蛋白原
（Fib）降低
下限：1.0 g/L

贫血、特发性血小板减少性紫癜 ❶ 血液系统

消化道大出血、失血性休克 ❷ 消化系统

肾衰竭 ❸ 泌尿系统

缺氧、窒息 ❹ 呼吸系统

颅内出血、意识障碍、语言障碍、
视力模糊、肢体活动障碍 ❺ 神经系统

潜在风险

护理要点

❶ 一般护理
休息，保持大便通畅，避免增加出血的危险因素
病情观察 — 出血的临床表现（皮肤瘀点、紫癜，口鼻腔黏膜出血）；避免外伤，减少有创操作和检查
饮食护理 — 高蛋白、高维生素、易消化的半流质软食，禁食过硬、粗糙的食物

❷ 专科护理
用药护理（纤维蛋白原）— 室温存放
— 使用灭菌水溶解，5~10 min完成
— 浓度为20 g/L
— 速度不超过5 mL/min，严重出血时在20 s内给予1 g
保持鼻腔湿润
指导自我监测出血的症状与体征
指导患者及家属掌握常见出血部位的止血方法
监测Fib变化

17　白细胞计数减少

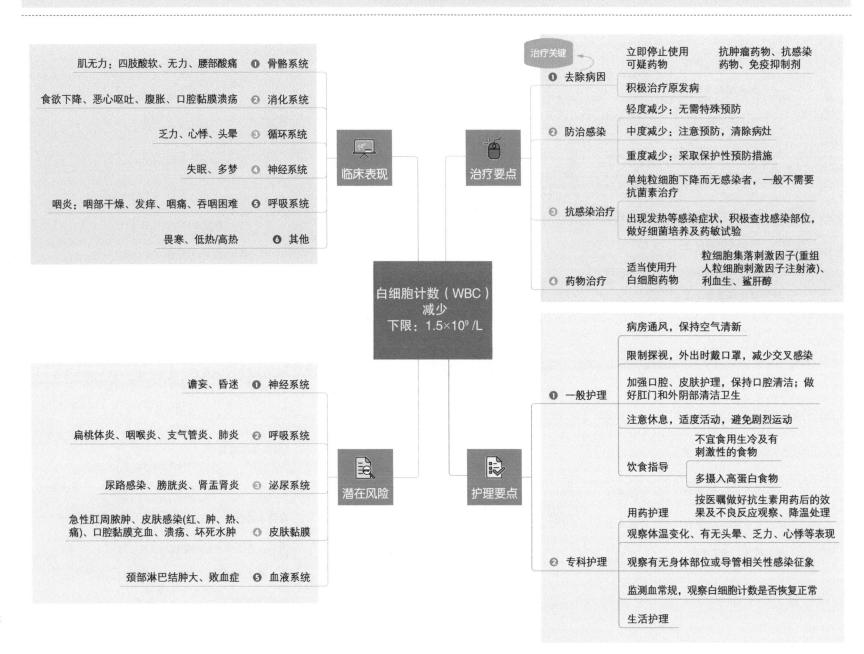

临床表现

- 肌无力：四肢酸软、无力、腰部酸痛　❶ 骨骼系统
- 食欲下降、恶心呕吐、腹胀、口腔黏膜溃疡　❷ 消化系统
- 乏力、心悸、头晕　❸ 循环系统
- 失眠、多梦　❹ 神经系统
- 咽炎：咽部干燥、发痒、咽痛、吞咽困难　❺ 呼吸系统
- 畏寒、低热/高热　❻ 其他

白细胞计数（WBC）减少　下限：1.5×10⁹/L

治疗要点

治疗关键

❶ 去除病因
- 立即停止使用可疑药物　抗肿瘤药物、抗感染药物、免疫抑制剂
- 积极治疗原发病

❷ 防治感染
- 轻度减少：无需特殊预防
- 中度减少：注意预防，清除病灶
- 重度减少：采取保护性预防措施

❸ 抗感染治疗
- 单纯粒细胞下降而无感染者，一般不需要抗菌素治疗
- 出现发热等感染症状，积极查找感染部位，做好细菌培养及药敏试验

❹ 药物治疗
- 适当使用升白细胞药物　粒细胞集落刺激因子(重组人粒细胞刺激因子注射液)、利血生、鲨肝醇

潜在风险

- 谵妄、昏迷　❶ 神经系统
- 扁桃体炎、咽喉炎、支气管炎、肺炎　❷ 呼吸系统
- 尿路感染、膀胱炎、肾盂肾炎　❸ 泌尿系统
- 急性肛周脓肿、皮肤感染(红、肿、热、痛)、口腔黏膜充血、溃疡、坏死水肿　❹ 皮肤黏膜
- 颈部淋巴结肿大、败血症　❺ 血液系统

护理要点

❶ 一般护理
- 病房通风，保持空气清新
- 限制探视，外出时戴口罩，减少交叉感染
- 加强口腔、皮肤护理，保持口腔清洁；做好肛门和外阴部清洁卫生
- 注意休息，适度活动，避免剧烈运动
- 饮食指导
  - 不宜食用生冷及有刺激性的食物
  - 多摄入高蛋白食物

❷ 专科护理
- 用药护理　按医嘱做好抗生素用药后的效果及不良反应观察、降温处理
- 观察体温变化、有无头晕、乏力、心悸等表现
- 观察有无身体部位或导管相关性感染征象
- 监测血常规，观察白细胞计数是否恢复正常
- 生活护理

18　白细胞计数增加

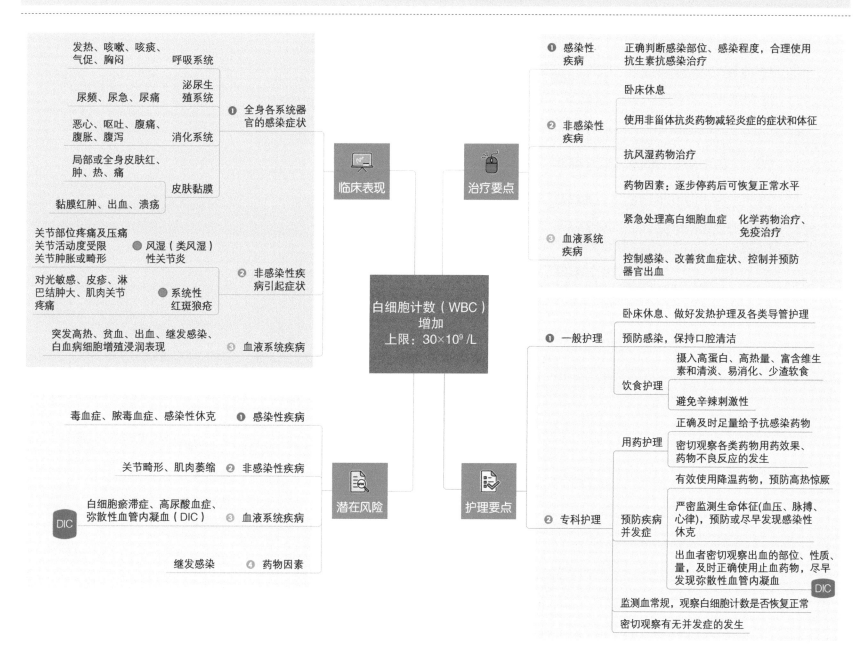

临床表现

① 全身各系统器官的感染症状
- 发热、咳嗽、咳痰、气促、胸闷　呼吸系统
- 尿频、尿急、尿痛　泌尿生殖系统
- 恶心、呕吐、腹痛、腹胀、腹泻　消化系统
- 局部或全身皮肤红、肿、热、痛　皮肤黏膜
- 黏膜红肿、出血、溃疡

② 非感染性疾病引起症状
- 关节部位疼痛及压痛、关节活动度受限、关节肿胀或畸形　● 风湿（类风湿）性关节炎
- 对光敏感、皮疹、淋巴结肿大、肌肉关节疼痛　● 系统性红斑狼疮

③ 血液系统疾病
- 突发高热、贫血、出血、继发感染、白血病细胞增殖浸润表现

白细胞计数（WBC）增加
上限：30×10⁹/L

治疗要点

① 感染性疾病
- 正确判断感染部位、感染程度，合理使用抗生素抗感染治疗

② 非感染性疾病
- 卧床休息
- 使用非甾体抗炎药物减轻炎症的症状和体征
- 抗风湿药物治疗
- 药物因素：逐步停药后可恢复正常水平

③ 血液系统疾病
- 紧急处理高白细胞血症　化学药物治疗、免疫治疗
- 控制感染、改善贫血症状、控制并预防器官出血

潜在风险

① 感染性疾病
- 毒血症、脓毒血症、感染性休克

② 非感染性疾病
- 关节畸形、肌肉萎缩

③ 血液系统疾病
- 白细胞瘀滞症、高尿酸血症、弥散性血管内凝血（DIC）

④ 药物因素
- 继发感染

护理要点

① 一般护理
- 卧床休息、做好发热护理及各类导管护理
- 预防感染，保持口腔清洁
- 饮食护理
  - 摄入高蛋白、高热量、富含维生素和清淡、易消化、少渣软食
  - 避免辛辣刺激性

② 专科护理
- 用药护理
  - 正确及时足量给予抗感染药物
  - 密切观察各类药物用药效果、药物不良反应的发生
  - 有效使用降温药物，预防高热惊厥
- 预防疾病并发症
  - 严密监测生命体征(血压、脉搏、心律)，预防或尽早发现感染性休克
  - 出血者密切观察出血的部位、性质、量，及时正确使用止血药物，尽早发现弥散性血管内凝血
- 监测血常规，观察白细胞计数是否恢复正常
- 密切观察有无并发症的发生

19 血红蛋白降低

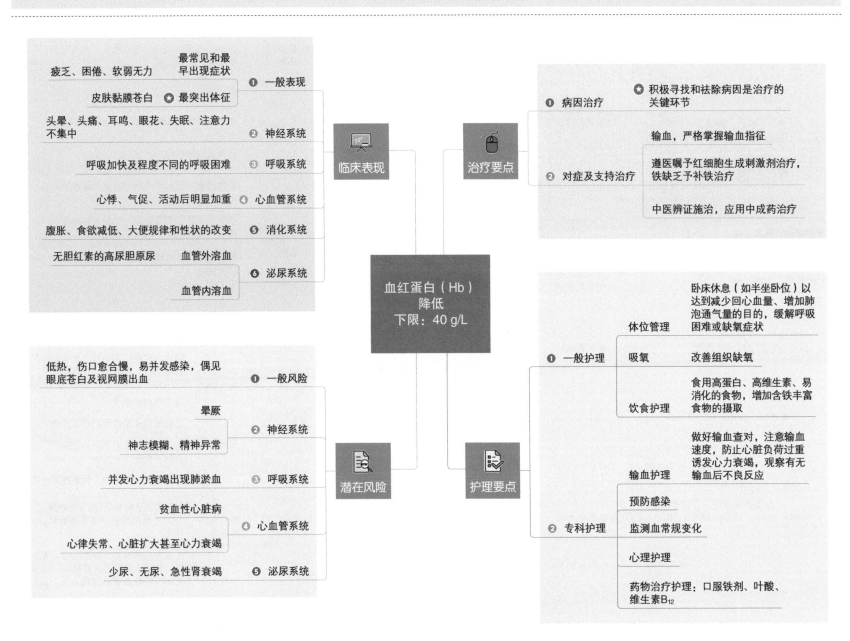

临床表现

❶ 一般表现
- 疲乏、困倦、软弱无力 —— 最常见和最早出现症状
- 皮肤黏膜苍白 ✚ 最突出体征

❷ 神经系统
- 头晕、头痛、耳鸣、眼花、失眠、注意力不集中

❸ 呼吸系统
- 呼吸加快及程度不同的呼吸困难

❹ 心血管系统
- 心悸、气促、活动后明显加重

❺ 消化系统
- 腹胀、食欲减低、大便规律和性状的改变

❻ 泌尿系统
- 无胆红素的高尿胆原尿 —— 血管外溶血
- 血管内溶血

血红蛋白（Hb）降低 下限：40 g/L

治疗要点

❶ 病因治疗
- ✚ 积极寻找和祛除病因是治疗的关键环节

❷ 对症及支持治疗
- 输血，严格掌握输血指征
- 遵医嘱予红细胞生成刺激剂治疗，铁缺乏予补铁治疗
- 中医辨证施治，应用中成药治疗

潜在风险

❶ 一般风险
- 低热，伤口愈合慢，易并发感染，偶见眼底苍白及视网膜出血

❷ 神经系统
- 晕厥
- 神志模糊、精神异常

❸ 呼吸系统
- 并发心力衰竭出现肺淤血

❹ 心血管系统
- 贫血性心脏病
- 心律失常、心脏扩大甚至心力衰竭

❺ 泌尿系统
- 少尿、无尿、急性肾衰竭

护理要点

❶ 一般护理
- 体位管理：卧床休息（如半坐卧位）以达到减少回心血量、增加肺泡通气量的目的，缓解呼吸困难或缺氧症状
- 吸氧：改善组织缺氧
- 饮食护理：食用高蛋白、高维生素、易消化的食物，增加含铁丰富食物的摄取

❷ 专科护理
- 输血护理：做好输血查对，注意输血速度，防止心脏负荷过重诱发心力衰竭，观察有无输血后不良反应
- 预防感染
- 监测血常规变化
- 心理护理
- 药物治疗护理：口服铁剂、叶酸、维生素B_{12}

20 血红蛋白升高

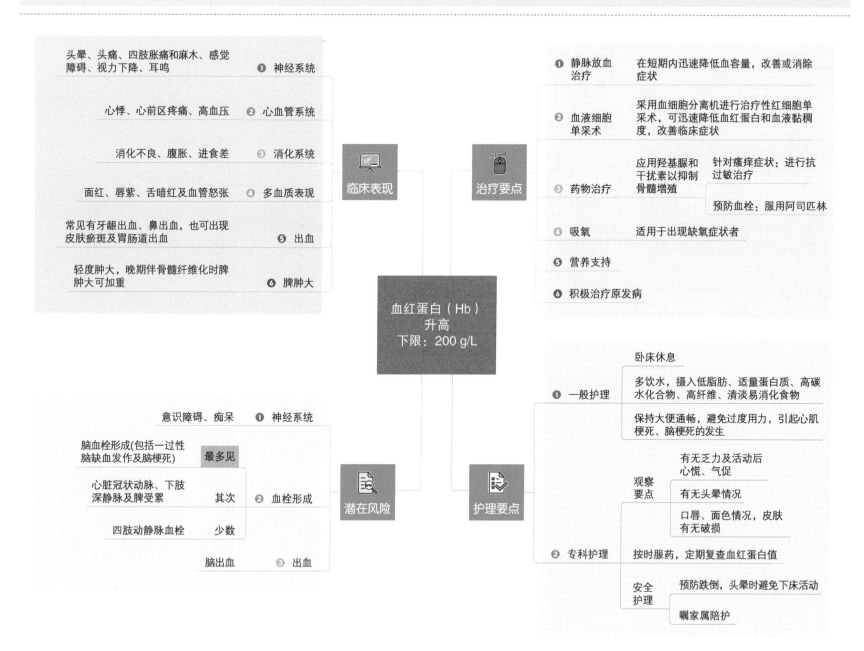

头晕、头痛、四肢胀痛和麻木、感觉障碍、视力下降、耳鸣 ❶ 神经系统

心悸、心前区疼痛、高血压 ❷ 心血管系统

消化不良、腹胀、进食差 ❸ 消化系统

面红、唇紫、舌暗红及血管怒张 ❹ 多血质表现

常见有牙龈出血、鼻出血，也可出现皮肤瘀斑及胃肠道出血 ❺ 出血

轻度肿大，晚期伴骨髓纤维化时脾肿大可加重 ❻ 脾肿大

临床表现

血红蛋白（Hb）升高
下限：200 g/L

治疗要点

❶ 静脉放血治疗　在短期内迅速降低血容量，改善或消除症状

❷ 血液细胞单采术　采用血细胞分离机进行治疗性红细胞单采术，可迅速降低血红蛋白和血液黏稠度，改善临床症状

❸ 药物治疗　应用羟基脲和干扰素以抑制骨髓增殖／针对瘙痒症状：进行抗过敏治疗／预防血栓：服用阿司匹林

❹ 吸氧　适用于出现缺氧症状者

❺ 营养支持

❻ 积极治疗原发病

潜在风险

意识障碍、痴呆 ❶ 神经系统

脑血栓形成(包括一过性脑缺血发作及脑梗死)　最多见

心脏冠状动脉、下肢深静脉及脾受累　其次　❷ 血栓形成

四肢动静脉血栓　少数

脑出血 ❸ 出血

护理要点

❶ 一般护理
卧床休息
多饮水，摄入低脂肪、适量蛋白质、高碳水化合物、高纤维、清淡易消化食物
保持大便通畅，避免过度用力，引起心肌梗死、脑梗死的发生

❷ 专科护理
观察要点：有无乏力及活动后心慌、气促／有无头晕情况／口唇、面色情况，皮肤有无破损
按时服药，定期复查血红蛋白值
安全护理：预防跌倒，头晕时避免下床活动／嘱家属陪护

21　血小板计数减少

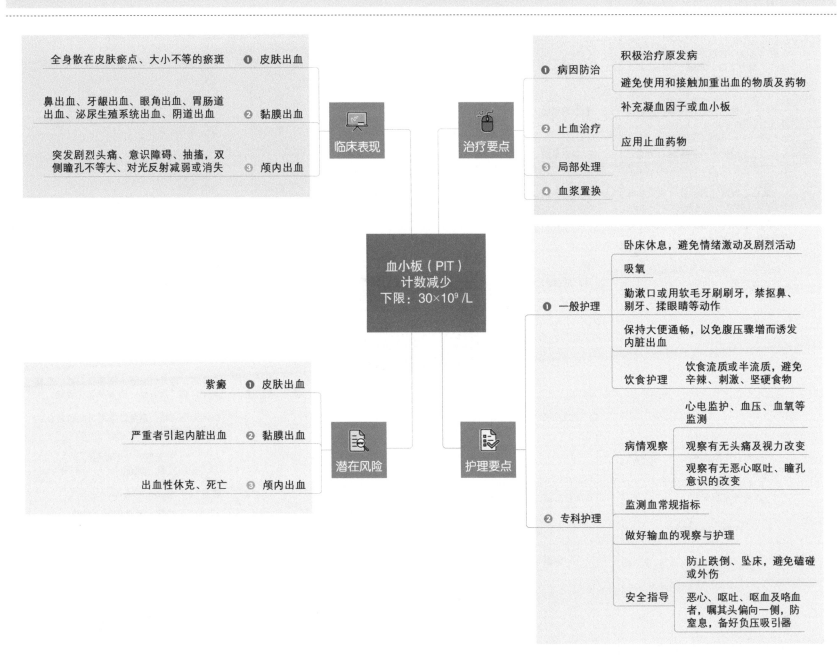

临床表现
全身散在皮肤瘀点、大小不等的瘀斑　❶ 皮肤出血
鼻出血、牙龈出血、眼角出血、胃肠道出血、泌尿生殖系统出血、阴道出血　❷ 黏膜出血
突发剧烈头痛、意识障碍、抽搐、双侧瞳孔不等大、对光反射减弱或消失　❸ 颅内出血

治疗要点
❶ 病因防治
　　积极治疗原发病
　　避免使用和接触加重出血的物质及药物
❷ 止血治疗
　　补充凝血因子或血小板
　　应用止血药物
❸ 局部处理
❹ 血浆置换

血小板（PIT）计数减少
下限：30×10⁹/L

潜在风险
紫癜　❶ 皮肤出血
严重者引起内脏出血　❷ 黏膜出血
出血性休克、死亡　❸ 颅内出血

护理要点
❶ 一般护理
　　卧床休息，避免情绪激动及剧烈活动
　　吸氧
　　勤漱口或用软毛牙刷刷牙，禁抠鼻、剔牙、揉眼睛等动作
　　保持大便通畅，以免腹压骤增而诱发内脏出血
　　饮食护理　饮食流质或半流质，避免辛辣、刺激、坚硬食物
❷ 专科护理
　　病情观察　心电监护、血压、血氧等监测
　　　　观察有无头痛及视力改变
　　　　观察有无恶心呕吐、瞳孔意识的改变
　　监测血常规指标
　　做好输血的观察与护理
　　安全指导　防止跌倒、坠床，避免磕碰或外伤
　　　　恶心、呕吐、呕血及咯血者，嘱其头偏向一侧，防窒息，备好负压吸引器

22　血小板计数增加

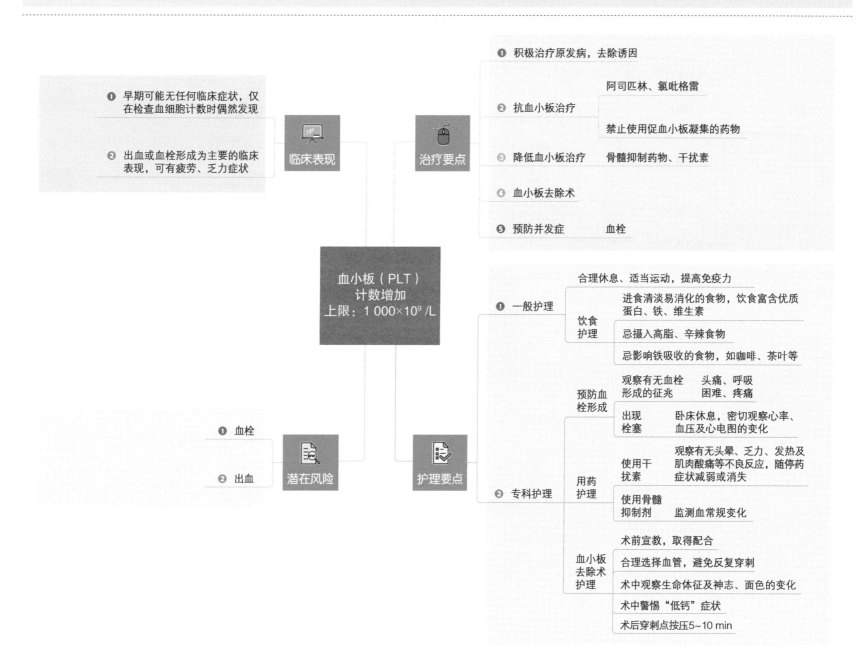

临床表现
- ❶ 早期可能无任何临床症状，仅在检查血细胞计数时偶然发现
- ❷ 出血或血栓形成为主要的临床表现，可有疲劳、乏力症状

治疗要点
- ❶ 积极治疗原发病，去除诱因
- ❷ 抗血小板治疗　阿司匹林、氯吡格雷　禁止使用促血小板凝集的药物
- ❸ 降低血小板治疗　骨髓抑制药物、干扰素
- ❹ 血小板去除术
- ❺ 预防并发症　血栓

血小板（PLT）计数增加
上限：$1\,000\times10^9$ /L

潜在风险
- ❶ 血栓
- ❷ 出血

护理要点
- ❶ 一般护理
  - 合理休息、适当运动，提高免疫力
  - 饮食护理
    - 进食清淡易消化的食物，饮食富含优质蛋白、铁、维生素
    - 忌摄入高脂、辛辣食物
    - 忌影响铁吸收的食物，如咖啡、茶叶等
- ❷ 专科护理
  - 预防血栓形成
    - 观察有无血栓形成的征兆　头痛、呼吸困难、疼痛
    - 出现栓塞　卧床休息，密切观察心率、血压及心电图的变化
  - 用药护理
    - 使用干扰素　观察有无头晕、乏力、发热及肌肉酸痛等不良反应，随停药症状减弱或消失
    - 使用骨髓抑制剂　监测血常规变化
  - 血小板去除术护理
    - 术前宣教，取得配合
    - 合理选择血管，避免反复穿刺
    - 术中观察生命体征及神志、面色的变化
    - 术中警惕"低钙"症状
    - 术后穿刺点按压5~10 min

23

23　国际标准化比值升高

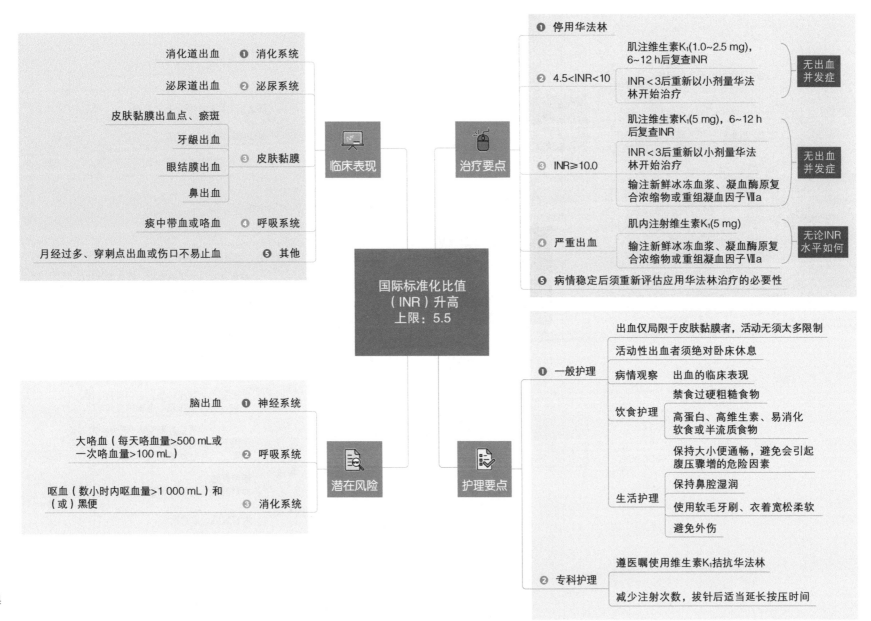

临床表现

- 消化道出血　❶ 消化系统
- 泌尿道出血　❷ 泌尿系统
- 皮肤黏膜出血点、瘀斑
  牙龈出血
  眼结膜出血　❸ 皮肤黏膜
  鼻出血
- 痰中带血或咯血　❹ 呼吸系统
- 月经过多、穿刺点出血或伤口不易止血　❺ 其他

潜在风险

- 脑出血　❶ 神经系统
- 大咯血（每天咯血量>500 mL或一次咯血量>100 mL）　❷ 呼吸系统
- 呕血（数小时内呕血量>1 000 mL）和（或）黑便　❸ 消化系统

国际标准化比值（INR）升高　上限：5.5

治疗要点

- ❶ 停用华法林
- ❷ 4.5<INR<10
  - 肌注维生素K₁(1.0~2.5 mg)，6~12 h后复查INR
  - INR<3后重新以小剂量华法林开始治疗
  - 无出血并发症
- ❸ INR≥10.0
  - 肌注维生素K₁(5 mg)，6~12 h后复查INR
  - INR<3后重新以小剂量华法林开始治疗
  - 输注新鲜冰冻血浆、凝血酶原复合浓缩物或重组凝血因子Ⅶa
  - 无出血并发症
- ❹ 严重出血
  - 肌内注射维生素K₁(5 mg)
  - 输注新鲜冰冻血浆、凝血酶原复合浓缩物或重组凝血因子Ⅶa
  - 无论INR水平如何
- ❺ 病情稳定后须重新评估应用华法林治疗的必要性

护理要点

- ❶ 一般护理
  - 出血仅局限于皮肤黏膜者，活动无须太多限制
  - 活动性出血者须绝对卧床休息
  - 病情观察　出血的临床表现
  - 饮食护理
    - 禁食过硬粗糙食物
    - 高蛋白、高维生素、易消化软食或半流质食物
  - 生活护理
    - 保持大小便通畅，避免会引起腹压骤增的危险因素
    - 保持鼻腔湿润
    - 使用软毛牙刷、衣着宽松柔软
    - 避免外伤
- ❷ 专科护理
  - 遵医嘱使用维生素K₁拮抗华法林
  - 减少注射次数，拔针后适当延长按压时间

24 肌钙蛋白升高

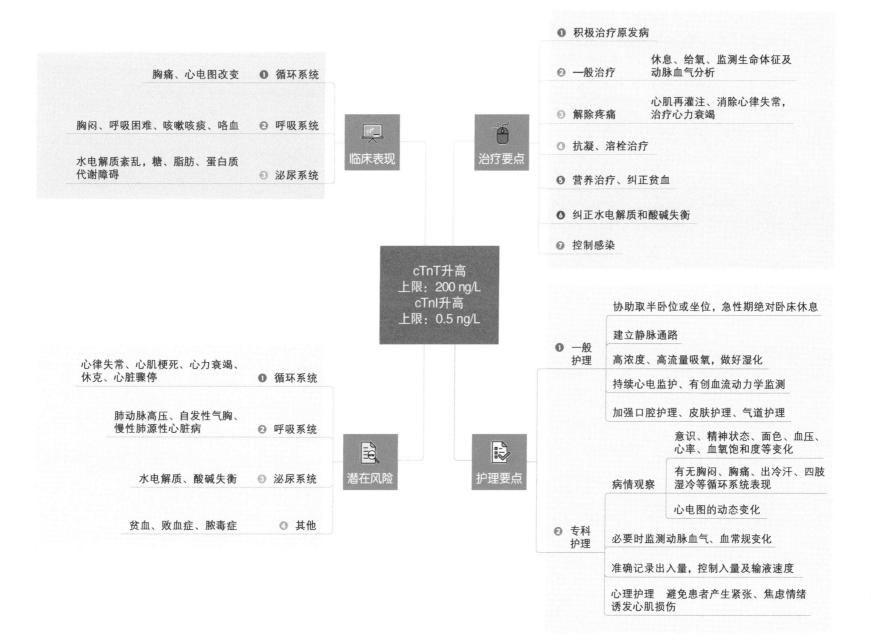

胸痛、心电图改变 ❶ 循环系统

胸闷、呼吸困难、咳嗽咳痰、咯血 ❷ 呼吸系统

水电解质紊乱，糖、脂肪、蛋白质代谢障碍 ❸ 泌尿系统

临床表现

cTnT升高
上限：200 ng/L
cTnI升高
上限：0.5 ng/L

治疗要点
❶ 积极治疗原发病
❷ 一般治疗　休息、给氧、监测生命体征及动脉血气分析
❸ 解除疼痛　心肌再灌注、消除心律失常，治疗心力衰竭
❹ 抗凝、溶栓治疗
❺ 营养治疗、纠正贫血
❻ 纠正水电解质和酸碱失衡
❼ 控制感染

心律失常、心肌梗死、心力衰竭、休克、心脏骤停 ❶ 循环系统

肺动脉高压、自发性气胸、慢性肺源性心脏病 ❷ 呼吸系统

水电解质、酸碱失衡 ❸ 泌尿系统

贫血、败血症、脓毒症 ❹ 其他

潜在风险

护理要点

❶ 一般护理
协助取半卧位或坐位，急性期绝对卧床休息
建立静脉通路
高浓度、高流量吸氧，做好湿化
持续心电监护、有创血流动力学监测
加强口腔护理、皮肤护理、气道护理

❷ 专科护理
病情观察
意识、精神状态、面色、血压、心率、血氧饱和度等变化
有无胸闷、胸痛、出冷汗、四肢湿冷等循环系统表现
心电图的动态变化
必要时监测动脉血气、血常规变化
准确记录出入量，控制入量及输液速度
心理护理　避免患者产生紧张、焦虑情绪诱发心肌损伤

25　血培养阳性

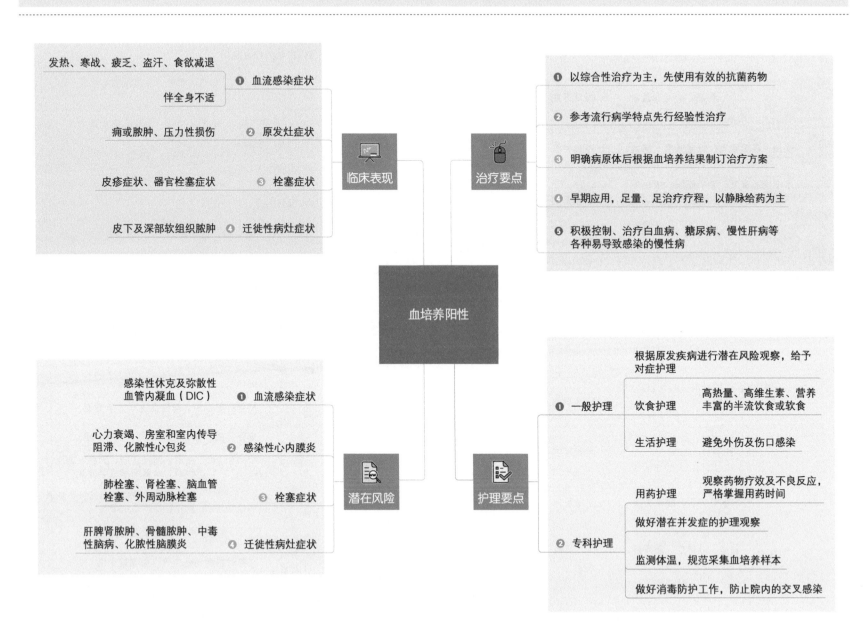

临床表现

发热、寒战、疲乏、盗汗、食欲减退
伴全身不适
❶ 血流感染症状

痈或脓肿、压力性损伤　❷ 原发灶症状

皮疹症状、器官栓塞症状　❸ 栓塞症状

皮下及深部软组织脓肿　❹ 迁徙性病灶症状

治疗要点

❶ 以综合性治疗为主，先使用有效的抗菌药物

❷ 参考流行病学特点先行经验性治疗

❸ 明确病原体后根据血培养结果制订治疗方案

❹ 早期应用，足量、足治疗疗程，以静脉给药为主

❺ 积极控制、治疗白血病、糖尿病、慢性肝病等各种易导致感染的慢性病

血培养阳性

潜在风险

感染性休克及弥散性血管内凝血（DIC）　❶ 血流感染症状

心力衰竭、房室和室内传导阻滞、化脓性心包炎　❷ 感染性心内膜炎

肺栓塞、肾栓塞、脑血管栓塞、外周动脉栓塞　❸ 栓塞症状

肝脾肾脓肿、骨髓脓肿、中毒性脑病、化脓性脑膜炎　❹ 迁徙性病灶症状

护理要点

❶ 一般护理
　根据原发疾病进行潜在风险观察，给予对症护理
　饮食护理　高热量、高维生素、营养丰富的半流饮食或软食
　生活护理　避免外伤及伤口感染

❷ 专科护理
　用药护理　观察药物疗效及不良反应，严格掌握用药时间
　做好潜在并发症的护理观察
　监测体温，规范采集血培养样本
　做好消毒防护工作，防止院内的交叉感染

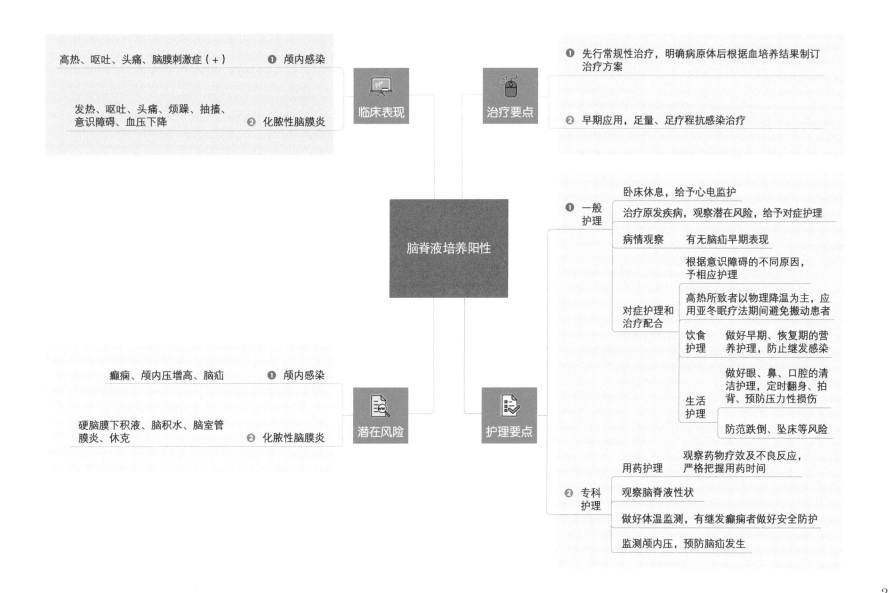

高热、呕吐、头痛、脑膜刺激症（+）　❶ 颅内感染

发热、呕吐、头痛、烦躁、抽搐、意识障碍、血压下降　❷ 化脓性脑膜炎

临床表现

治疗要点

❶ 先行常规性治疗，明确病原体后根据血培养结果制订治疗方案

❷ 早期应用，足量、足疗程抗感染治疗

脑脊液培养阳性

❶ 一般护理

卧床休息，给予心电监护

治疗原发疾病，观察潜在风险，给予对症护理

病情观察　有无脑疝早期表现

根据意识障碍的不同原因，予相应护理

对症护理和治疗配合

高热所致者以物理降温为主，应用亚冬眠疗法期间避免搬动患者

饮食护理　做好早期、恢复期的营养护理，防止继发感染

生活护理

做好眼、鼻、口腔的清洁护理，定时翻身、拍背、预防压力性损伤

防范跌倒、坠床等风险

癫痫、颅内压增高、脑疝　❶ 颅内感染

硬脑膜下积液、脑积水、脑室管膜炎、休克　❷ 化脓性脑膜炎

潜在风险

护理要点

用药护理　观察药物疗效及不良反应，严格把握用药时间

❷ 专科护理

观察脑脊液性状

做好体温监测，有继发癫痫者做好安全防护

监测颅内压，预防脑疝发生

心电图检查危急值

V_1　　V_2　　V_3　　V

27 R-R 间期 ≥ 4 s

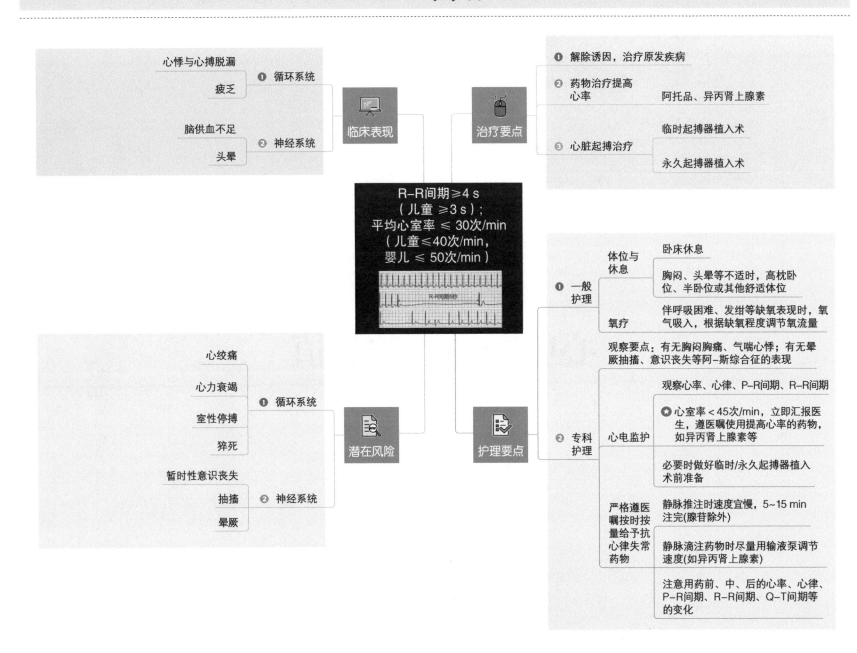

临床表现
- ❶ 循环系统
  - 心悸与心搏脱漏
  - 疲乏
- ❷ 神经系统
  - 脑供血不足
  - 头晕

治疗要点
- ❶ 解除诱因，治疗原发疾病
- ❷ 药物治疗提高心率 —— 阿托品、异丙肾上腺素
- ❸ 心脏起搏治疗
  - 临时起搏器植入术
  - 永久起搏器植入术

R-R间期≥4 s（儿童 ≥3 s）；平均心室率 ≤ 30次/min（儿童≤40次/min，婴儿 ≤ 50次/min）

R-R间期5秒

潜在风险
- ❶ 循环系统
  - 心绞痛
  - 心力衰竭
  - 室性停搏
  - 猝死
- ❷ 神经系统
  - 暂时性意识丧失
  - 抽搐
  - 晕厥

护理要点
- ❶ 一般护理
  - 体位与休息
    - 卧床休息
    - 胸闷、头晕等不适时，高枕卧位、半卧位或其他舒适体位
  - 氧疗
    - 伴呼吸困难、发绀等缺氧表现时，氧气吸入，根据缺氧程度调节氧流量
- ❷ 专科护理
  - 观察要点：有无胸闷胸痛、气喘心悸；有无晕厥抽搐、意识丧失等阿-斯综合征的表现
  - 心电监护
    - 观察心率、心律、P-R间期、R-R间期
    - ★ 心室率＜45次/min，立即汇报医生，遵医嘱使用提高心率的药物，如异丙肾上腺素等
    - 必要时做好临时/永久起搏器植入术前准备
  - 严格遵医嘱按时按量给予抗心律失常药物
    - 静脉推注时速度宜慢，5~15 min注完(腺苷除外)
    - 静脉滴注药物时尽量用输液泵调节速度(如异丙肾上腺素)
    - 注意用药前、中、后的心率、心律、P-R间期、R-R间期、Q-T间期等的变化

28 二度 II 型及以上房室传导阻滞

三度房室传导阻滞

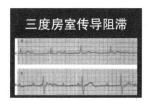

治疗要点

❶ 可逆性因素
(莱姆性心肌炎或地高辛等药物过量、急性心肌梗死、内环境紊乱)　首先进行支持和药物治疗，必要时经静脉临时起搏治疗，以期待房室传导功能恢复

❷ 药物治疗
- 促进房室传导，提高心室率并改善症状
- 阿托品：初始静脉使用0.5~1 mg，静脉推注速度需快，以避免加重心动过缓，必要时每3~5 min重复，最大剂量3 mg
- 异丙肾上腺素：使用微量泵从小剂量(如1 µg/min)开始增加至理想心率，最大20 µg/min
- 其他：多巴胺、多巴酚丁胺或肾上腺素、茶碱

❸ 临时起搏治疗　药物治疗效果不佳、症状性二度II型及以上患者

❹ 永久起搏治疗　非可逆或生理原因引起的获得性二度II型及以上传导阻滞

临床表现

❶ 无症状
❷ 轻症　有心悸与心搏脱漏、疲倦、乏力、头晕和运动耐量下降
❸ 重症　心、脑、肾等重要器官供血不足症状，如晕厥、黑矇、心力衰竭、心绞痛、阿-斯综合征

二度 II 型房室传导阻滞

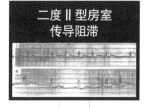

护理要点

❶ 评估引起心律失常的原因　是否因冠心病、心力衰竭、心肌病、心肌炎、药物中毒、电解质紊乱、低氧血症、酸碱失衡等引起，遵医嘱配合治疗，协助纠正诱因

❷ 体位与休息
- 头晕、晕厥或曾有跌倒病史者应卧床休息
- 避免单独外出或驾车，防止发生意外
- 卧床期间加强生活护理

❸ 氧疗　伴呼吸困难、发绀等缺氧表现时，给予氧气吸入，根据缺氧程度调节氧流量

❹ 心电监护
- 严密监测心率、心律、心电图波形变化、血氧饱和度变化
- 立即报告并处理：阿-斯综合征、室性停搏

❺ 用药护理：使用阿托品、异丙肾上腺素等药物时尽量用输液泵调节速度，严密心电监护，注意用药前、中、后心率和心律等的变化

❻ 配合临时或永久心脏起搏治疗，做好术前、术后护理

潜在风险

❶ 心血管系统　室性停搏、猝死
❷ 意外损伤　跌倒/坠床、外伤、车祸

29 窦室传导

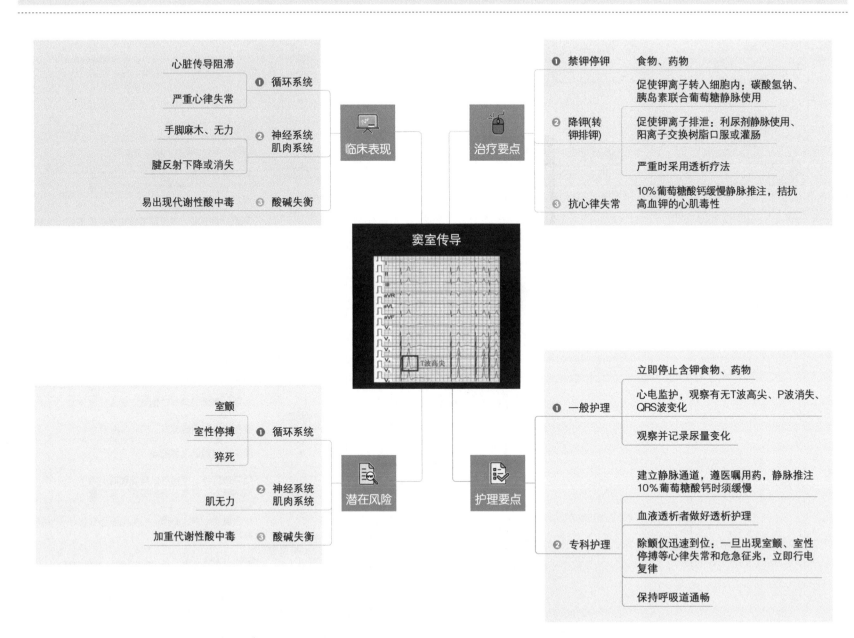

心脏传导阻滞
严重心律失常
❶ 循环系统

手脚麻木、无力
腱反射下降或消失
❷ 神经系统
肌肉系统

易出现代谢性酸中毒
❸ 酸碱失衡

临床表现

窦室传导

T波高尖

治疗要点

❶ 禁钾停钾 食物、药物

❷ 降钾(转钾排钾)

促使钾离子转入细胞内：碳酸氢钠、
胰岛素联合葡萄糖静脉使用

促使钾离子排泄：利尿剂静脉使用、
阳离子交换树脂口服或灌肠

严重时采用透析疗法

❸ 抗心律失常 10%葡萄糖酸钙缓慢静脉推注，拮抗
高血钾的心肌毒性

室颤
室性停搏
猝死
❶ 循环系统

肌无力
❷ 神经系统
肌肉系统

加重代谢性酸中毒
❸ 酸碱失衡

潜在风险

护理要点

❶ 一般护理

立即停止含钾食物、药物

心电监护，观察有无T波高尖、P波消失、
QRS波变化

观察并记录尿量变化

❷ 专科护理

建立静脉通道，遵医嘱用药，静脉推注
10%葡萄糖酸钙时须缓慢

血液透析者做好透析护理

除颤仪迅速到位：一旦出现室颤、室性
停搏等心律失常和危急征兆，立即行电
复律

保持呼吸道通畅

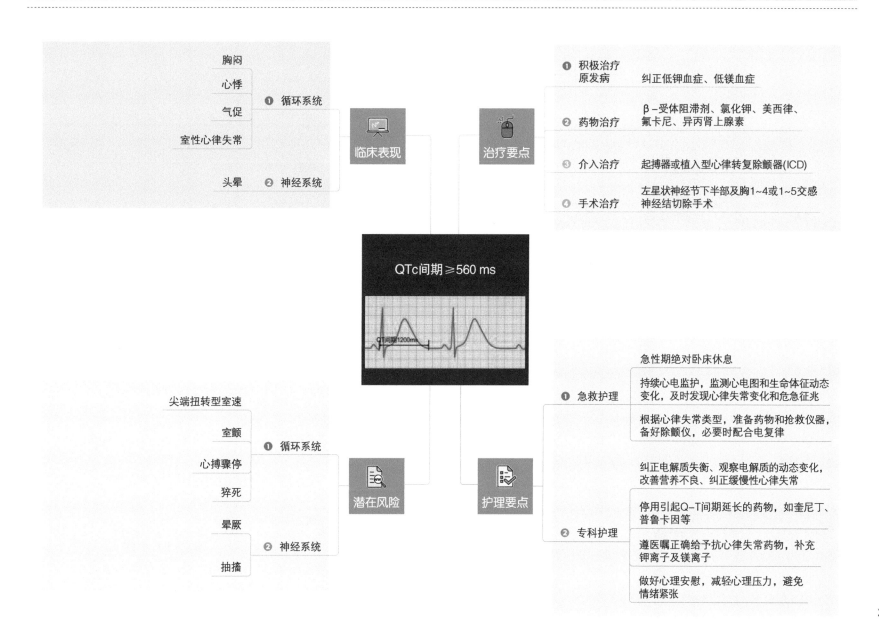

临床表现
- ❶ 循环系统
  - 胸闷
  - 心悸
  - 气促
  - 室性心律失常
- ❷ 神经系统
  - 头晕

治疗要点
- ❶ 积极治疗原发病　纠正低钾血症、低镁血症
- ❷ 药物治疗　β-受体阻滞剂、氯化钾、美西律、氟卡尼、异丙肾上腺素
- ❸ 介入治疗　起搏器或植入型心律转复除颤器(ICD)
- ❹ 手术治疗　左星状神经节下半部及胸1~4或1~5交感神经结切除手术

QTc间期≥560 ms
QT间期1200ms

潜在风险
- ❶ 循环系统
  - 尖端扭转型室速
  - 室颤
  - 心搏骤停
  - 猝死
- ❷ 神经系统
  - 晕厥
  - 抽搐

护理要点
- ❶ 急救护理
  - 急性期绝对卧床休息
  - 持续心电监护，监测心电图和生命体征动态变化，及时发现心律失常变化和危急征兆
  - 根据心律失常类型，准备药物和抢救仪器，备好除颤仪，必要时配合电复律
- ❷ 专科护理
  - 纠正电解质失衡、观察电解质的动态变化，改善营养不良、纠正缓慢性心律失常
  - 停用引起Q-T间期延长的药物，如奎尼丁、普鲁卡因等
  - 遵医嘱正确给予抗心律失常药物，补充钾离子及镁离子
  - 做好心理安慰，减轻心理压力，避免情绪紧张

31 室性心动过速

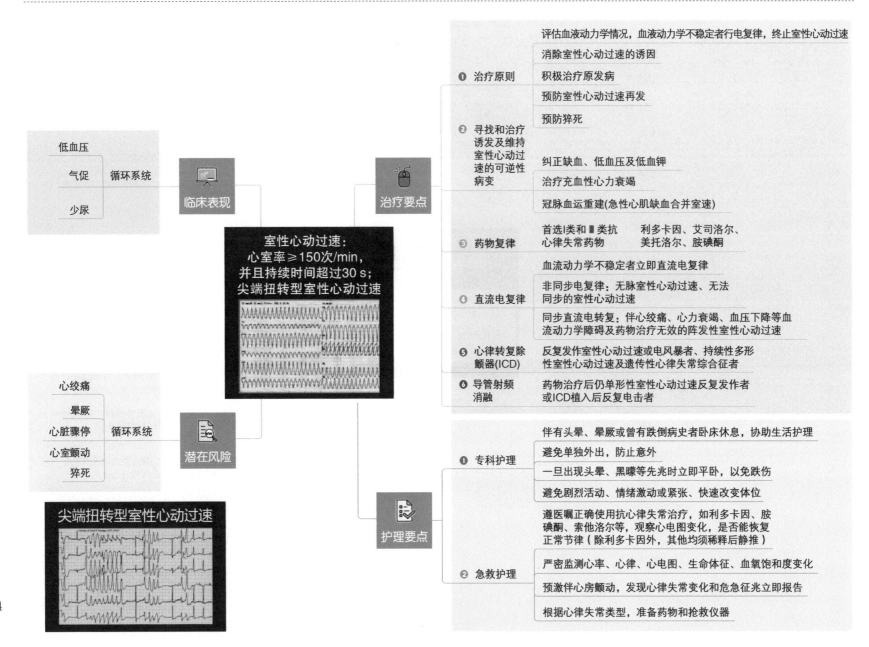

临床表现

循环系统
- 低血压
- 气促
- 少尿

室性心动过速：
心室率≥150次/min，
并且持续时间超过30 s；
尖端扭转型室性心动过速

潜在风险

循环系统
- 心绞痛
- 晕厥
- 心脏骤停
- 心室颤动
- 猝死

尖端扭转型室性心动过速

治疗要点

① 治疗原则
- 评估血液动力学情况，血液动力学不稳定者行电复律，终止室性心动过速
- 消除室性心动过速的诱因
- 积极治疗原发病
- 预防室性心动过速再发
- 预防猝死

② 寻找和治疗诱发及维持室性心动过速的可逆性病变
- 纠正缺血、低血压及低血钾
- 治疗充血性心力衰竭
- 冠脉血运重建(急性心肌缺血合并室速)

③ 药物复律
- 首选I类和Ⅲ类抗心律失常药物 —— 利多卡因、艾司洛尔、美托洛尔、胺碘酮

④ 直流电复律
- 血流动力学不稳定者立即直流电复律
- 非同步电复律：无脉室性心动过速、无法同步的室性心动过速
- 同步直流电转复：伴心绞痛、心力衰竭、血压下降等血流动力学障碍及药物治疗无效的阵发性室性心动过速

⑤ 心律转复除颤器(ICD)
- 反复发作室性心动过速或电风暴者、持续性多形性室性心动过速及遗传性心律失常综合征者

⑥ 导管射频消融
- 药物治疗后仍单形性室性心动过速反复发作者或ICD植入后反复电击者

护理要点

① 专科护理
- 伴有头晕、晕厥或曾有跌倒病史者卧床休息，协助生活护理
- 避免单独外出，防止意外
- 一旦出现头晕、黑矇等先兆时立即平卧，以免跌伤
- 避免剧烈活动、情绪激动或紧张、快速改变体位

② 急救护理
- 遵医嘱正确使用抗心律失常治疗，如利多卡因、胺碘酮、索他洛尔等，观察心电图变化，是否能恢复正常节律（除利多卡因外，其他均须稀释后静推）
- 严密监测心率、心律、心电图、生命体征、血氧饱和度变化
- 预激伴心房颤动，发现心律失常变化和危急征兆立即报告
- 根据心律失常类型，准备药物和抢救仪器

32 心室颤动

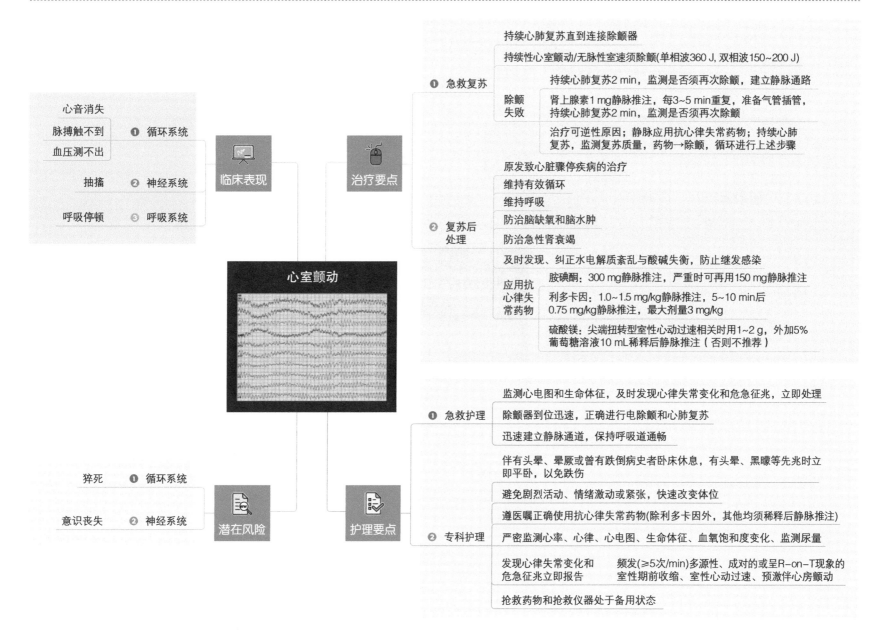

临床表现

心音消失
脉搏触不到   ❶ 循环系统
血压测不出

抽搐   ❷ 神经系统

呼吸停顿   ❸ 呼吸系统

心室颤动

治疗要点

❶ 急救复苏

持续心肺复苏直到连接除颤器

持续性心室颤动/无脉性室速须除颤(单相波360 J, 双相波150~200 J)

除颤失败：持续心肺复苏2 min，监测是否须再次除颤，建立静脉通路

肾上腺素1 mg静脉推注，每3~5 min重复，准备气管插管，持续心肺复苏2 min，监测是否须再次除颤

治疗可逆性原因；静脉应用抗心律失常药物；持续心肺复苏，监测复苏质量，药物→除颤，循环进行上述步骤

❷ 复苏后处理

原发致心脏骤停疾病的治疗

维持有效循环

维持呼吸

防治脑缺氧和脑水肿

防治急性肾衰竭

及时发现、纠正水电解质紊乱与酸碱失衡，防止继发感染

应用抗心律失常药物：
胺碘酮：300 mg静脉推注，严重时可再用150 mg静脉推注

利多卡因：1.0~1.5 mg/kg静脉推注，5~10 min后0.75 mg/kg静脉推注，最大剂量3 mg/kg

硫酸镁：尖端扭转型室性心动过速相关时用1~2 g，外加5%葡萄糖溶液10 mL稀释后静脉推注（否则不推荐）

潜在风险

猝死   ❶ 循环系统

意识丧失   ❷ 神经系统

护理要点

❶ 急救护理

监测心电图和生命体征，及时发现心律失常变化和危急征兆，立即处理

除颤器到位迅速，正确进行电除颤和心肺复苏

迅速建立静脉通道，保持呼吸道通畅

伴有头晕、晕厥或曾有跌倒病史者卧床休息，有头晕、黑朦等先兆时立即平卧，以免跌伤

避免剧烈活动、情绪激动或紧张，快速改变体位

❷ 专科护理

遵医嘱正确使用抗心律失常药物(除利多卡因外，其他均须稀释后静脉推注)

严密监测心率、心律、心电图、生命体征、血氧饱和度变化、监测尿量

发现心律失常变化和危急征兆立即报告：频发(≥5次/min)多源性、成对的或呈R-on-T现象的室性期前收缩、室性心动过速、预激伴心房颤动

抢救药物和抢救仪器处于备用状态

33 符合急性心肌梗死的心电图改变

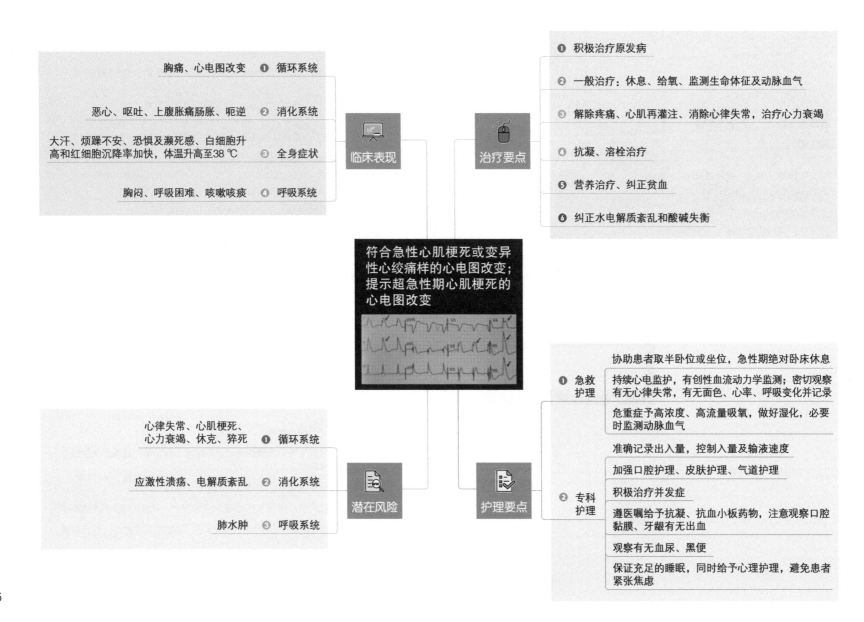

临床表现

- 胸痛、心电图改变 ❶ 循环系统
- 恶心、呕吐、上腹胀痛肠胀、呃逆 ❷ 消化系统
- 大汗、烦躁不安、恐惧及濒死感、白细胞升高和红细胞沉降率加快，体温升高至38 ℃ ❸ 全身症状
- 胸闷、呼吸困难、咳嗽咳痰 ❹ 呼吸系统

治疗要点

- ❶ 积极治疗原发病
- ❷ 一般治疗：休息、给氧、监测生命体征及动脉血气
- ❸ 解除疼痛、心肌再灌注、消除心律失常，治疗心力衰竭
- ❹ 抗凝、溶栓治疗
- ❺ 营养治疗、纠正贫血
- ❻ 纠正水电解质紊乱和酸碱失衡

符合急性心肌梗死或变异性心绞痛样的心电图改变；提示超急性期心肌梗死的心电图改变

潜在风险

- 心律失常、心肌梗死、心力衰竭、休克、猝死 ❶ 循环系统
- 应激性溃疡、电解质紊乱 ❷ 消化系统
- 肺水肿 ❸ 呼吸系统

护理要点

❶ 急救护理
- 协助患者取半卧位或坐位，急性期绝对卧床休息
- 持续心电监护，有创性血流动力学监测；密切观察有无心律失常，有无面色、心率、呼吸变化并记录
- 危重症予高浓度、高流量吸氧，做好湿化，必要时监测动脉血气

❷ 专科护理
- 准确记录出入量，控制入量及输液速度
- 加强口腔护理、皮肤护理、气道护理
- 积极治疗并发症
- 遵医嘱给予抗凝、抗血小板药物，注意观察口腔黏膜、牙龈有无出血
- 观察有无血尿、黑便
- 保证充足的睡眠，同时给予心理护理，避免患者紧张焦虑

影像学检查提示的急危重症

34 张力性气胸

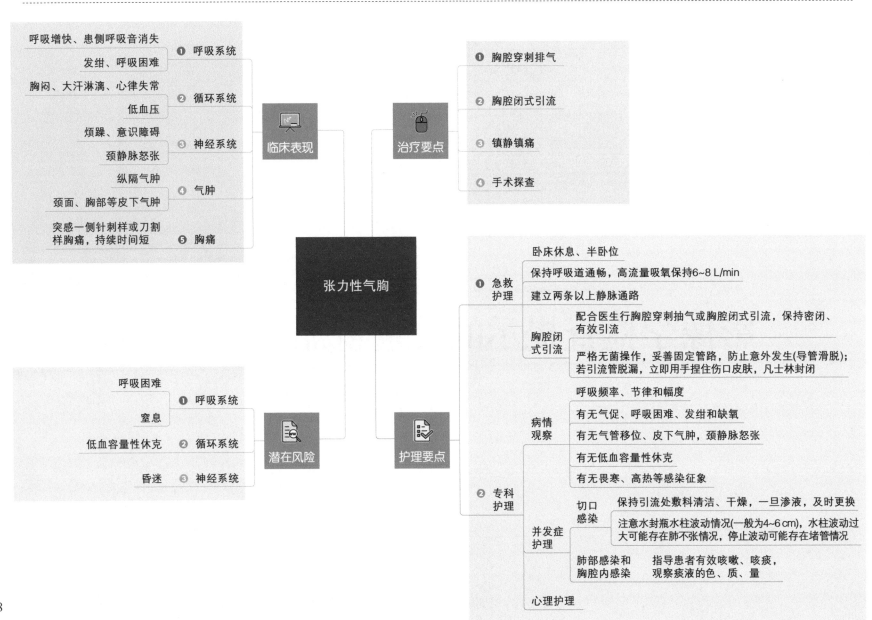

临床表现

呼吸增快、患侧呼吸音消失
发绀、呼吸困难
❶ 呼吸系统

胸闷、大汗淋漓、心律失常
低血压
❷ 循环系统

烦躁、意识障碍
颈静脉怒张
❸ 神经系统

纵隔气肿
颈面、胸部等皮下气肿
❹ 气肿

突感一侧针刺样或刀割
样胸痛，持续时间短
❺ 胸痛

潜在风险

呼吸困难
窒息
❶ 呼吸系统

低血容量性休克
❷ 循环系统

昏迷
❸ 神经系统

张力性气胸

治疗要点

❶ 胸腔穿刺排气
❷ 胸腔闭式引流
❸ 镇静镇痛
❹ 手术探查

护理要点

❶ 急救护理
- 卧床休息、半卧位
- 保持呼吸道通畅，高流量吸氧保持6~8 L/min
- 建立两条以上静脉通路

胸腔闭式引流
- 配合医生行胸腔穿刺抽气或胸腔闭式引流，保持密闭、有效引流
- 严格无菌操作，妥善固定管路，防止意外发生(导管滑脱)；若引流管脱漏，立即用手捏住伤口皮肤，凡士林封闭

❷ 专科护理
病情观察
- 呼吸频率、节律和幅度
- 有无气促、呼吸困难、发绀和缺氧
- 有无气管移位、皮下气肿，颈静脉怒张
- 有无低血容量性休克
- 有无畏寒、高热等感染征象

并发症护理
切口感染
- 保持引流处敷料清洁、干燥，一旦渗液，及时更换
- 注意水封瓶水柱波动情况(一般为4~6 cm)，水柱波动过大可能存在肺不张情况，停止波动可能存在堵管情况

肺部感染和胸腔内感染
- 指导患者有效咳嗽、咳痰，观察痰液的色、质、量

心理护理

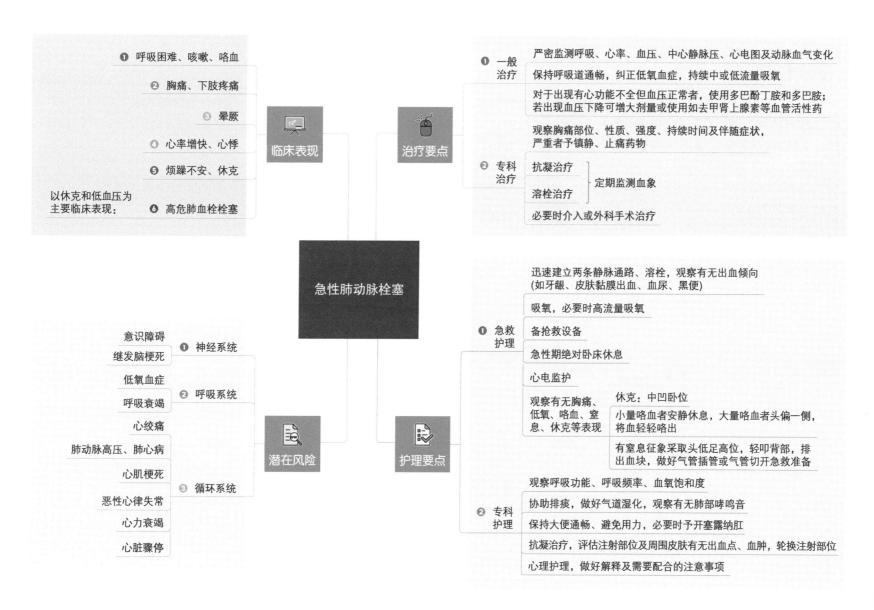

36　气管异物、损伤引起呼吸困难

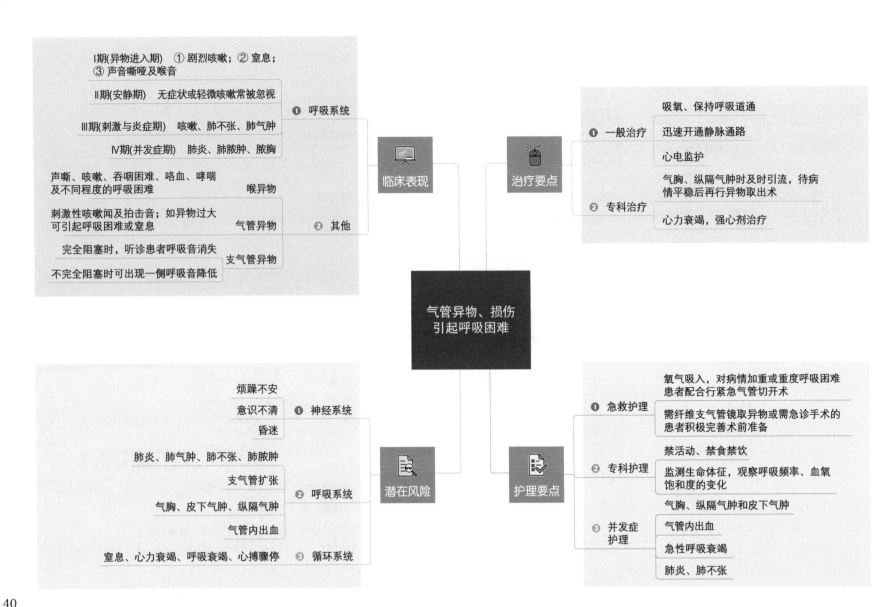

Ⅰ期(异物进入期)　① 剧烈咳嗽；② 窒息；③ 声音嘶哑及喉音

Ⅱ期(安静期)　无症状或轻微咳嗽常被忽视

Ⅲ期(刺激与炎症期)　咳嗽、肺不张、肺气肿

Ⅳ期(并发症期)　肺炎、肺脓肿、脓胸

❶ 呼吸系统

声嘶、咳嗽、吞咽困难、咯血、哮喘及不同程度的呼吸困难　喉异物

刺激性咳嗽闻及拍击音；如异物过大可引起呼吸困难或窒息　气管异物

完全阻塞时，听诊患者呼吸音消失　支气管异物

不完全阻塞时可出现一侧呼吸音降低

❷ 其他

临床表现

治疗要点

吸氧、保持呼吸道通

迅速开通静脉通路

心电监护

❶ 一般治疗

气胸、纵隔气肿时及时引流，待病情平稳后再行异物取出术

心力衰竭，强心剂治疗

❷ 专科治疗

气管异物、损伤引起呼吸困难

烦躁不安

意识不清

昏迷

❶ 神经系统

肺炎、肺气肿、肺不张、肺脓肿

支气管扩张

气胸、皮下气肿、纵隔气肿

气管内出血

❷ 呼吸系统

窒息、心力衰竭、呼吸衰竭、心搏骤停　❸ 循环系统

潜在风险

护理要点

氧气吸入，对病情加重或重度呼吸困难患者配合行紧急气管切开术

需纤维支气管镜取异物或需急诊手术的患者积极完善术前准备

❶ 急救护理

禁活动、禁食禁饮

监测生命体征，观察呼吸频率、血氧饱和度的变化

❷ 专科护理

气胸、纵隔气肿和皮下气肿

气管内出血

急性呼吸衰竭

肺炎、肺不张

❸ 并发症护理

37 主动脉弓平面食管异物

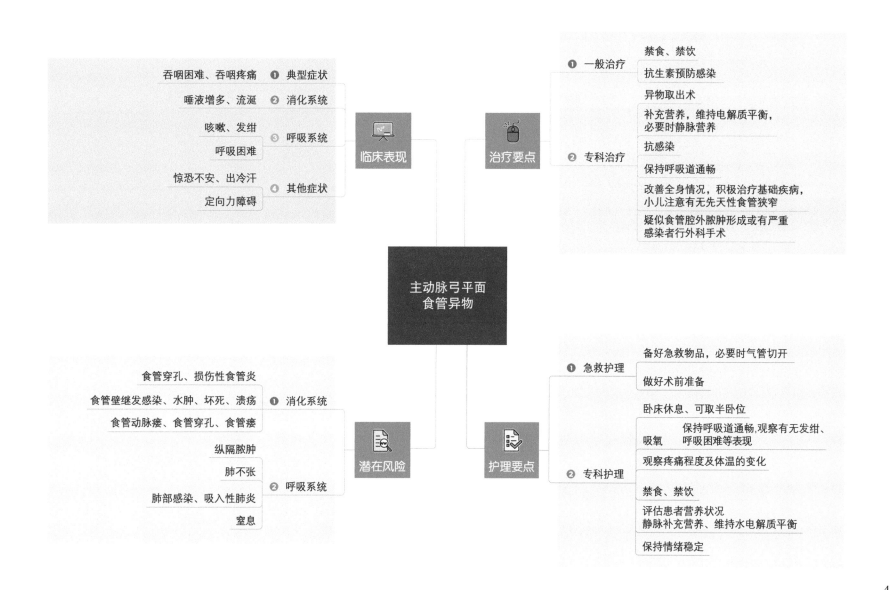

临床表现

- ❶ 典型症状：吞咽困难、吞咽疼痛
- ❷ 消化系统：唾液增多、流涎
- ❸ 呼吸系统：咳嗽、发绀、呼吸困难
- ❹ 其他症状：惊恐不安、出冷汗、定向力障碍

治疗要点

- ❶ 一般治疗：禁食、禁饮；抗生素预防感染
- ❷ 专科治疗：异物取出术；补充营养，维持电解质平衡，必要时静脉营养；抗感染；保持呼吸道通畅；改善全身情况，积极治疗基础疾病，小儿注意有无先天性食管狭窄；疑似食管腔外脓肿形成或有严重感染者行外科手术

主动脉弓平面食管异物

潜在风险

- ❶ 消化系统：食管穿孔、损伤性食管炎；食管壁继发感染、水肿、坏死、溃疡；食管动脉瘘、食管穿孔、食管瘘
- ❷ 呼吸系统：纵隔脓肿；肺不张；肺部感染、吸入性肺炎；窒息

护理要点

- ❶ 急救护理：备好急救物品，必要时气管切开；做好术前准备
- ❷ 专科护理：卧床休息、可取半卧位；保持呼吸道通畅，观察有无发绀、呼吸困难等表现、吸氧；观察疼痛程度及体温的变化；禁食、禁饮；评估患者营养状况、静脉补充营养、维持水电解质平衡；保持情绪稳定

38　急性心力衰竭

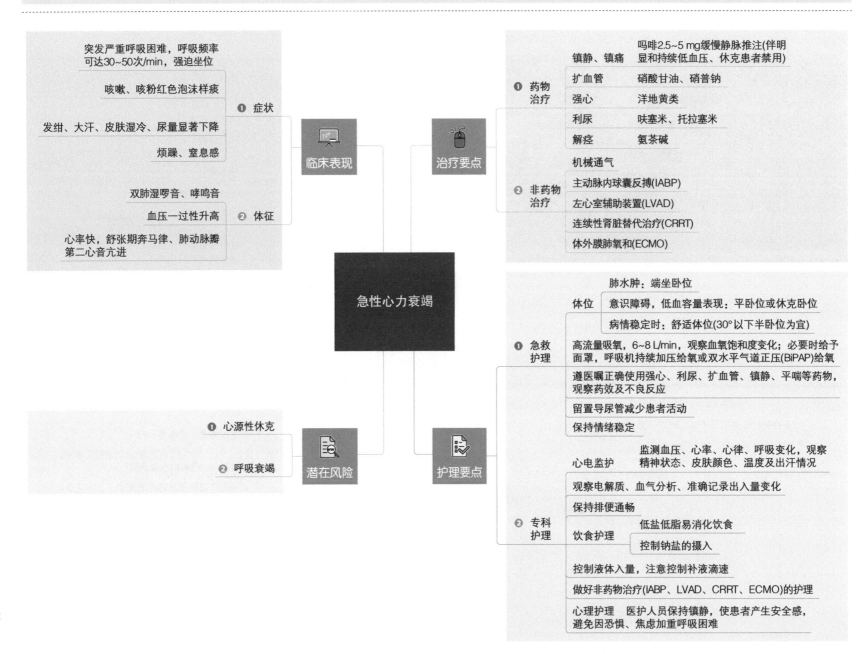

临床表现

① 症状
- 突发严重呼吸困难，呼吸频率可达30~50次/min，强迫坐位
- 咳嗽、咳粉红色泡沫样痰
- 发绀、大汗、皮肤湿冷、尿量显著下降
- 烦躁、窒息感

② 体征
- 双肺湿啰音、哮鸣音
- 血压一过性升高
- 心率快，舒张期奔马律、肺动脉瓣第二心音亢进

潜在风险
① 心源性休克
② 呼吸衰竭

急性心力衰竭

治疗要点

① 药物治疗
镇静、镇痛	吗啡2.5~5 mg缓慢静脉推注(伴明显和持续低血压、休克患者禁用)
扩血管	硝酸甘油、硝普钠
强心	洋地黄类
利尿	呋塞米、托拉塞米
解痉	氨茶碱

② 非药物治疗
- 机械通气
- 主动脉内球囊反搏(IABP)
- 左心室辅助装置(LVAD)
- 连续性肾脏替代治疗(CRRT)
- 体外膜肺氧和(ECMO)

护理要点

① 急救护理
- 体位
  - 肺水肿：端坐卧位
  - 意识障碍，低血容量表现：平卧位或休克卧位
  - 病情稳定时：舒适体位(30°以下半卧位为宜)
- 高流量吸氧，6~8 L/min，观察血氧饱和度变化；必要时给予面罩，呼吸机持续加压给氧或双水平气道正压(BiPAP)给氧
- 遵医嘱正确使用强心、利尿、扩血管、镇静、平喘等药物，观察药效及不良反应
- 留置导尿管减少患者活动
- 保持情绪稳定

② 专科护理
- 心电监护：监测血压、心率、心律、呼吸变化，观察精神状态、皮肤颜色、温度及出汗情况
- 观察电解质、血气分析、准确记录出入量变化
- 保持排便通畅
- 饮食护理
  - 低盐低脂易消化饮食
  - 控制钠盐的摄入
- 控制液体入量，注意控制补液滴速
- 做好非药物治疗(IABP、LVAD、CRRT、ECMO)的护理
- 心理护理：医护人员保持镇静，使患者产生安全感，避免因恐惧、焦虑加重呼吸困难

39 心功能减退

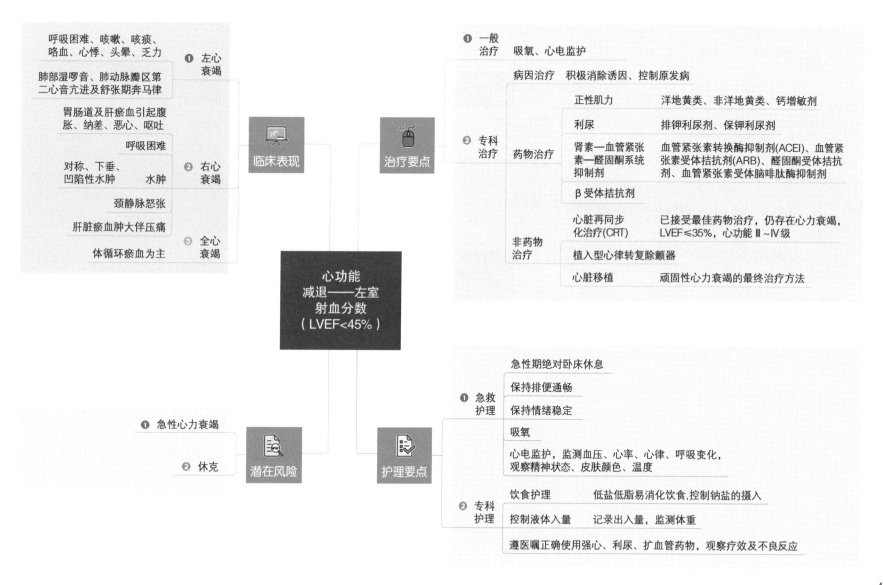

临床表现

① 左心衰竭　呼吸困难、咳嗽、咳痰、咯血、心悸、头晕、乏力；肺部湿啰音、肺动脉瓣区第二心音亢进及舒张期奔马律

② 右心衰竭　胃肠道及肝瘀血引起腹胀、纳差、恶心、呕吐；呼吸困难；水肿——对称、下垂、凹陷性水肿；颈静脉怒张

③ 全心衰竭　肝脏瘀血肿大伴压痛；体循环瘀血为主

心功能减退——左室射血分数（LVEF<45%）

治疗要点

① 一般治疗　吸氧、心电监护

病因治疗　积极消除诱因、控制原发病

② 专科治疗
药物治疗
- 正性肌力　洋地黄类、非洋地黄类、钙增敏剂
- 利尿　排钾利尿剂、保钾利尿剂
- 肾素—血管紧张素—醛固酮系统抑制剂　血管紧张素转换酶抑制剂(ACEI)、血管紧张素受体拮抗剂(ARB)、醛固酮受体拮抗剂、血管紧张素受体脑啡肽酶抑制剂
- β受体拮抗剂

非药物治疗
- 心脏再同步化治疗(CRT)　已接受最佳药物治疗，仍存在心力衰竭，LVEF≤35%，心功能Ⅲ~Ⅳ级
- 植入型心律转复除颤器
- 心脏移植　顽固性心力衰竭的最终治疗方法

潜在风险

① 急性心力衰竭

② 休克

护理要点

① 急救护理
- 急性期绝对卧床休息
- 保持排便通畅
- 保持情绪稳定
- 吸氧
- 心电监护，监测血压、心率、心律、呼吸变化，观察精神状态、皮肤颜色、温度

② 专科护理
- 饮食护理　低盐低脂易消化饮食,控制钠盐的摄入
- 控制液体入量　记录出入量，监测体重
- 遵医嘱正确使用强心、利尿、扩血管药物，观察疗效及不良反应

40 大量心包积液合并心包填塞

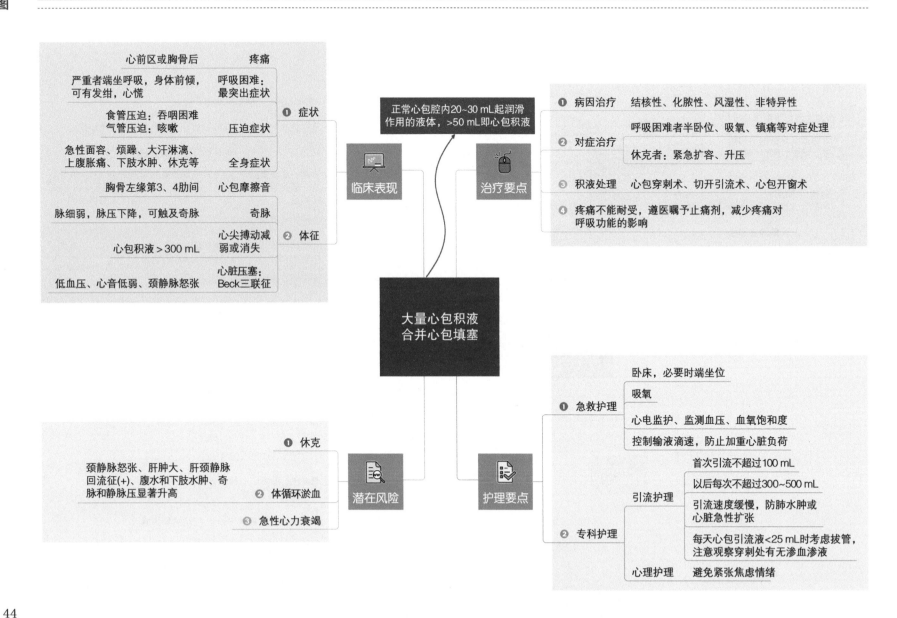

临床表现

① 症状

心前区或胸骨后	疼痛
严重者端坐呼吸，身体前倾，可有发绀，心慌	呼吸困难：最突出症状
食管压迫：吞咽困难
气管压迫：咳嗽	压迫症状
急性面容、烦躁、大汗淋漓、上腹胀痛、下肢水肿、休克等	全身症状

② 体征

胸骨左缘第3、4肋间	心包摩擦音
脉细弱，脉压下降，可触及奇脉	奇脉
心包积液 > 300 mL	心尖搏动减弱或消失
低血压、心音低弱、颈静脉怒张	心脏压塞：Beck三联征

正常心包腔内20~30 mL起润滑作用的液体，>50 mL即心包积液

治疗要点

① 病因治疗　结核性、化脓性、风湿性、非特异性

② 对症治疗　呼吸困难者半卧位、吸氧、镇痛等对症处理
　　　　　　休克者：紧急扩容、升压

③ 积液处理　心包穿刺术、切开引流术、心包开窗术

④ 疼痛不能耐受，遵医嘱予止痛剂，减少疼痛对呼吸功能的影响

大量心包积液合并心包填塞

潜在风险

① 休克

② 体循环淤血　颈静脉怒张、肝肿大、肝颈静脉回流征(+)、腹水和下肢水肿、奇脉和静脉压显著升高

③ 急性心力衰竭

护理要点

① 急救护理
- 卧床，必要时端坐位
- 吸氧
- 心电监护、监测血压、血氧饱和度
- 控制输液滴速，防止加重心脏负荷

② 专科护理
- 引流护理
  - 首次引流不超过100 mL
  - 以后每次不超过300~500 mL
  - 引流速度缓慢，防肺水肿或心脏急性扩张
  - 每天心包引流液<25 mL时考虑拔管，注意观察穿刺处有无渗血渗液
- 心理护理　避免紧张焦虑情绪

41 胸主动脉夹层动脉瘤

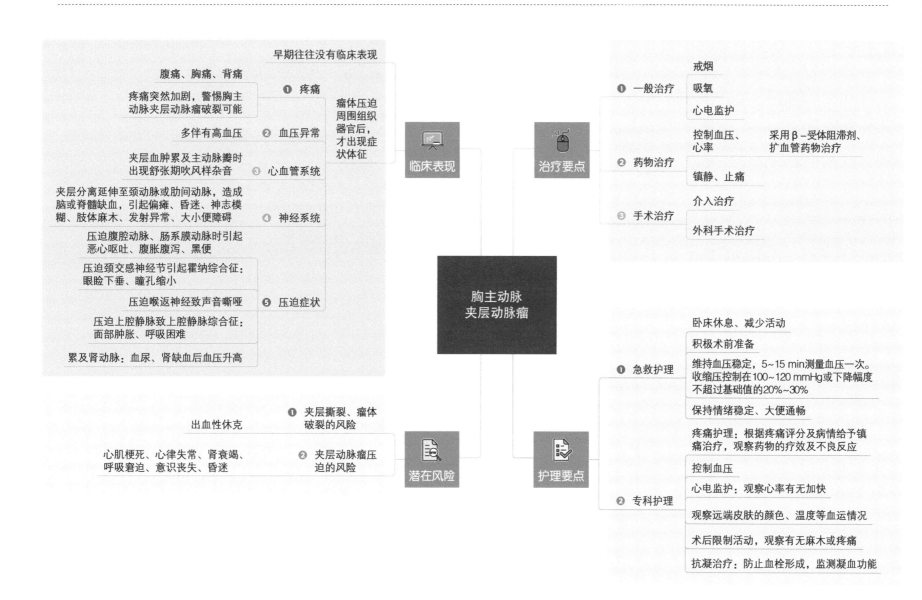

临床表现

早期往往没有临床表现

❶ 疼痛
- 腹痛、胸痛、背痛
- 疼痛突然加剧，警惕胸主动脉夹层动脉瘤破裂可能

❷ 血压异常
- 多伴有高血压

❸ 心血管系统
- 夹层血肿累及主动脉瓣时出现舒张期吹风样杂音

❹ 神经系统
- 夹层分离延伸至颈动脉或肋间动脉，造成脑或脊髓缺血，引起偏瘫、昏迷、神志模糊、肢体麻木、发射异常、大小便障碍

❺ 压迫症状
- 压迫腹腔动脉、肠系膜动脉时引起恶心呕吐、腹胀腹泻、黑便
- 压迫颈交感神经节引起霍纳综合征：眼睑下垂、瞳孔缩小
- 压迫喉返神经致声音嘶哑
- 压迫上腔静脉致上腔静脉综合征：面部肿胀、呼吸困难
- 累及肾动脉：血尿、肾缺血后血压升高

瘤体压迫周围组织器官后，才出现症状体征

治疗要点

❶ 一般治疗
- 戒烟
- 吸氧
- 心电监护

❷ 药物治疗
- 控制血压、心率 —— 采用β-受体阻滞剂、扩血管药物治疗
- 镇静、止痛

❸ 手术治疗
- 介入治疗
- 外科手术治疗

潜在风险

❶ 夹层撕裂、瘤体破裂的风险
- 出血性休克

❷ 夹层动脉瘤压迫的风险
- 心肌梗死、心律失常、肾衰竭、呼吸窘迫、意识丧失、昏迷

护理要点

❶ 急救护理
- 卧床休息、减少活动
- 积极术前准备
- 维持血压稳定，5~15 min测量血压一次。收缩压控制在100~120 mmHg或下降幅度不超过基础值的20%~30%
- 保持情绪稳定、大便通畅

❷ 专科护理
- 疼痛护理：根据疼痛评分及病情给予镇痛治疗，观察药物的疗效及不良反应
- 控制血压
- 心电监护：观察心率有无加快
- 观察远端皮肤的颜色、温度等血运情况
- 术后限制活动，观察有无麻木或疼痛
- 抗凝治疗：防止血栓形成，监测凝血功能

42 室间隔穿孔

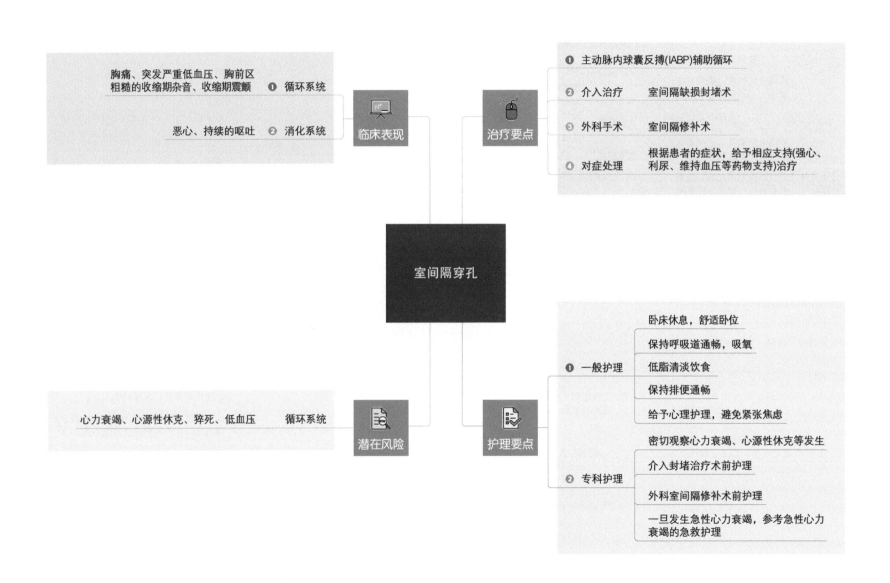

临床表现
- ❶ 循环系统　胸痛、突发严重低血压、胸前区粗糙的收缩期杂音、收缩期震颤
- ❷ 消化系统　恶心、持续的呕吐

治疗要点
- ❶ 主动脉内球囊反搏(IABP)辅助循环
- ❷ 介入治疗　室间隔缺损封堵术
- ❸ 外科手术　室间隔修补术
- ❹ 对症处理　根据患者的症状，给予相应支持(强心、利尿、维持血压等药物支持)治疗

室间隔穿孔

潜在风险
- 循环系统　心力衰竭、心源性休克、猝死、低血压

护理要点
- ❶ 一般护理
  - 卧床休息，舒适卧位
  - 保持呼吸道通畅，吸氧
  - 低脂清淡饮食
  - 保持排便通畅
  - 给予心理护理，避免紧张焦虑
- ❷ 专科护理
  - 密切观察心力衰竭、心源性休克等发生
  - 介入封堵治疗术前护理
  - 外科室间隔修补术前护理
  - 一旦发生急性心力衰竭，参考急性心力衰竭的急救护理

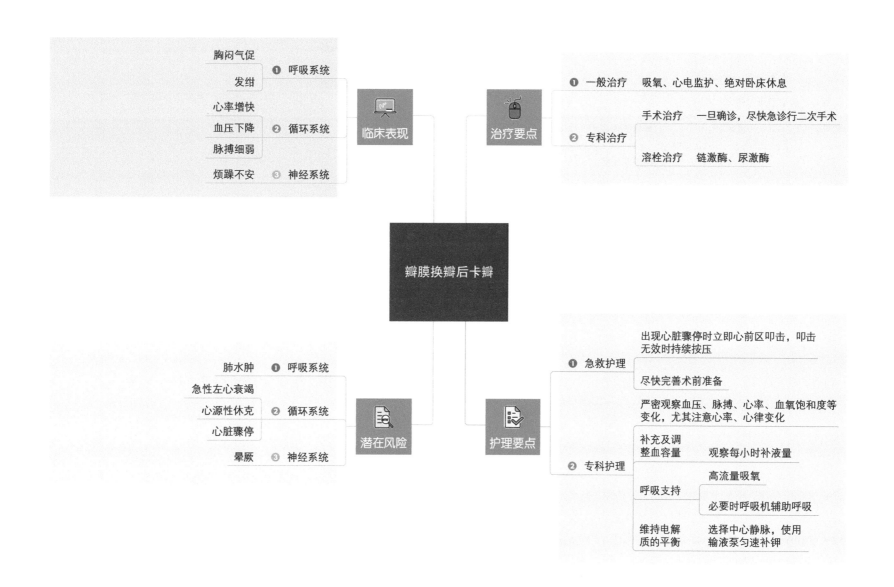

临床表现
- ❶ 呼吸系统
  - 胸闷气促
  - 发绀
- ❷ 循环系统
  - 心率增快
  - 血压下降
  - 脉搏细弱
- ❸ 神经系统
  - 烦躁不安

治疗要点
- ❶ 一般治疗　吸氧、心电监护、绝对卧床休息
- ❷ 专科治疗
  - 手术治疗　一旦确诊，尽快急诊行二次手术
  - 溶栓治疗　链激酶、尿激酶

瓣膜换瓣后卡瓣

潜在风险
- ❶ 呼吸系统
  - 肺水肿
- ❷ 循环系统
  - 急性左心衰竭
  - 心源性休克
  - 心脏骤停
- ❸ 神经系统
  - 晕厥

护理要点
- ❶ 急救护理
  - 出现心脏骤停时立即心前区叩击，叩击无效时持续按压
  - 尽快完善术前准备
- ❷ 专科护理
  - 严密观察血压、脉搏、心率、血氧饱和度等变化，尤其注意心率、心律变化
  - 补充及调整血容量　观察每小时补液量
  - 呼吸支持
    - 高流量吸氧
    - 必要时呼吸机辅助呼吸
  - 维持电解质的平衡　选择中心静脉，使用输液泵匀速补钾

44 心脏破裂

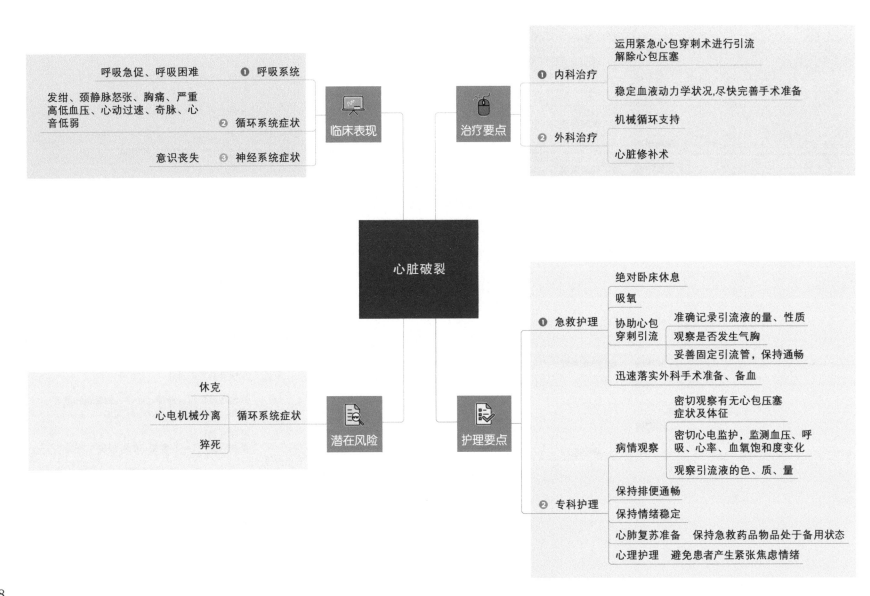

呼吸急促、呼吸困难　❶ 呼吸系统

发绀、颈静脉怒张、胸痛、严重
高低血压、心动过速、奇脉、心
音低弱　❷ 循环系统症状

意识丧失　❸ 神经系统症状

临床表现

治疗要点

❶ 内科治疗

运用紧急心包穿刺术进行引流
解除心包压塞

稳定血液动力学状况，尽快完善手术准备

机械循环支持

❷ 外科治疗

心脏修补术

心脏破裂

休克

心电机械分离　循环系统症状

猝死

潜在风险

护理要点

❶ 急救护理

绝对卧床休息

吸氧

协助心包
穿刺引流

准确记录引流液的量、性质

观察是否发生气胸

妥善固定引流管，保持通畅

迅速落实外科手术准备、备血

病情观察

密切观察有无心包压塞
症状及体征

密切心电监护，监测血压、呼
吸、心率、血氧饱和度变化

观察引流液的色、质、量

❷ 专科护理

保持排便通畅

保持情绪稳定

心肺复苏准备　保持急救药品物品处于备用状态

心理护理　避免患者产生紧张焦虑情绪

45 急性胆囊炎胆囊化脓并急性穿孔

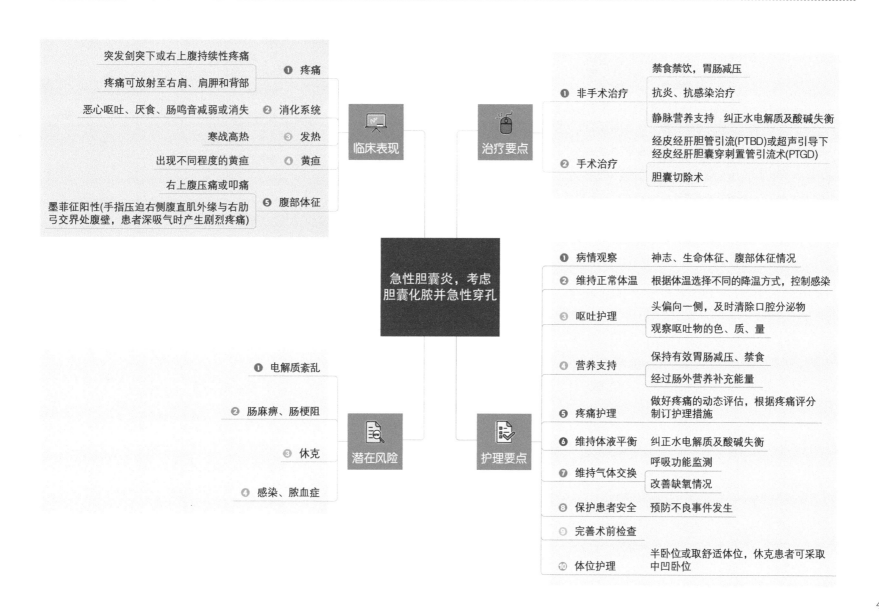

临床表现

① 疼痛　突发剑突下或右上腹持续性疼痛
　　　　疼痛可放射至右肩、肩胛和背部

② 消化系统　恶心呕吐、厌食、肠鸣音减弱或消失

③ 发热　寒战高热

④ 黄疸　出现不同程度的黄疸

⑤ 腹部体征　右上腹压痛或叩痛
　　　　墨菲征阳性(手指压迫右侧腹直肌外缘与右肋弓交界处腹壁，患者深吸气时产生剧烈疼痛)

治疗要点

① 非手术治疗　禁食禁饮，胃肠减压
　　　　抗炎、抗感染治疗
　　　　静脉营养支持　纠正水电解质及酸碱失衡

② 手术治疗　经皮经肝胆管引流(PTBD)或超声引导下经皮经肝胆囊穿刺置管引流术(PTGD)
　　　　胆囊切除术

急性胆囊炎，考虑胆囊化脓并急性穿孔

潜在风险

① 电解质紊乱

② 肠麻痹、肠梗阻

③ 休克

④ 感染、脓血症

护理要点

① 病情观察　神志、生命体征、腹部体征情况

② 维持正常体温　根据体温选择不同的降温方式，控制感染

③ 呕吐护理　头偏向一侧，及时清除口腔分泌物
　　　　观察呕吐物的色、质、量

④ 营养支持　保持有效胃肠减压、禁食
　　　　经过肠外营养补充能量

⑤ 疼痛护理　做好疼痛的动态评估，根据疼痛评分制订护理措施

⑥ 维持体液平衡　纠正水电解质及酸碱失衡

⑦ 维持气体交换　呼吸功能监测
　　　　改善缺氧情况

⑧ 保护患者安全　预防不良事件发生

⑨ 完善术前检查

⑩ 体位护理　半卧位或取舒适体位，休克患者可采取中凹卧位

46 急性坏死性胰腺炎

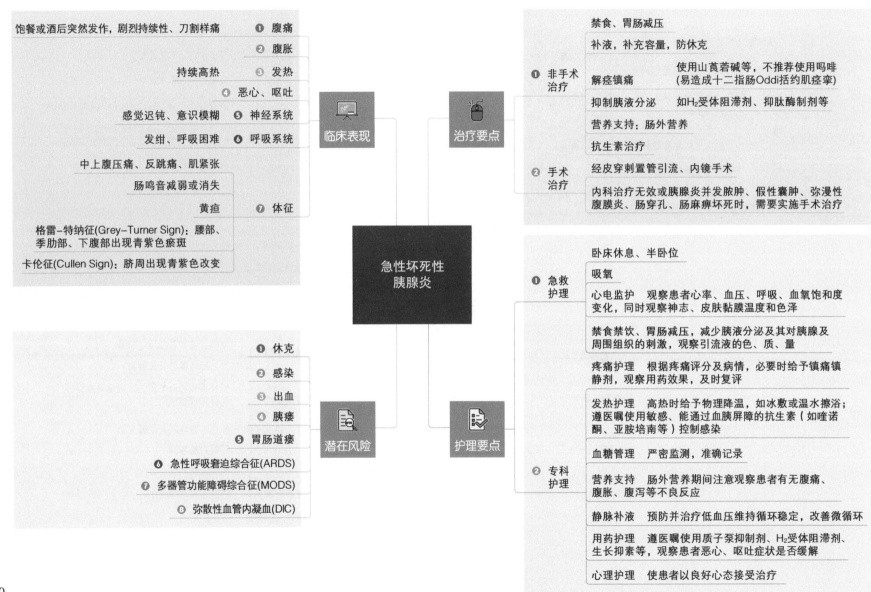

临床表现

饱餐或酒后突然发作，剧烈持续性、刀割样痛　❶ 腹痛

❷ 腹胀

持续高热　❸ 发热

❹ 恶心、呕吐

感觉迟钝、意识模糊　❺ 神经系统

发绀、呼吸困难　❻ 呼吸系统

中上腹压痛、反跳痛、肌紧张

肠鸣音减弱或消失

黄疸　❼ 体征

格雷-特纳征(Grey-Turner Sign)：腰部、
季肋部、下腹部出现青紫色瘀斑

卡伦征(Cullen Sign)：脐周出现青紫色改变

**急性坏死性
胰腺炎**

潜在风险

❶ 休克

❷ 感染

❸ 出血

❹ 胰瘘

❺ 胃肠道瘘

❻ 急性呼吸窘迫综合征(ARDS)

❼ 多器官功能障碍综合征(MODS)

❽ 弥散性血管内凝血(DIC)

治疗要点

❶ 非手术
治疗

禁食、胃肠减压

补液，补充容量，防休克

解痉镇痛　使用山莨菪碱等，不推荐使用吗啡
（易造成十二指肠Oddi括约肌痉挛）

抑制胰液分泌　如H_2受体阻滞剂、抑肽酶制剂等

营养支持：肠外营养

抗生素治疗

❷ 手术
治疗

经皮穿刺置管引流、内镜手术

内科治疗无效或胰腺炎并发脓肿、假性囊肿、弥漫性
腹膜炎、肠穿孔、肠麻痹坏死时，需要实施手术治疗

护理要点

❶ 急救
护理

卧床休息、半卧位

吸氧

心电监护　观察患者心率、血压、呼吸、血氧饱和度
变化，同时观察神志、皮肤黏膜温度和色泽

禁食禁饮、胃肠减压，减少胰液分泌及其对胰腺及
周围组织的刺激，观察引流液的色、质、量

疼痛护理　根据疼痛评分及病情，必要时给予镇痛镇
静剂，观察用药效果，及时复评

发热护理　高热时给予物理降温，如冰敷或温水擦浴；
遵医嘱使用敏感、能通过血胰屏障的抗生素（如喹诺
酮、亚胺培南等）控制感染

血糖管理　严密监测，准确记录

❷ 专科
护理

营养支持　肠外营养期间注意观察患者有无腹痛、
腹胀、腹泻等不良反应

静脉补液　预防并治疗低血压维持循环稳定，改善微循环

用药护理　遵医嘱使用质子泵抑制剂、H_2受体阻滞剂、
生长抑素等，观察患者恶心、呕吐症状是否缓解

心理护理　使患者以良好心态接受治疗

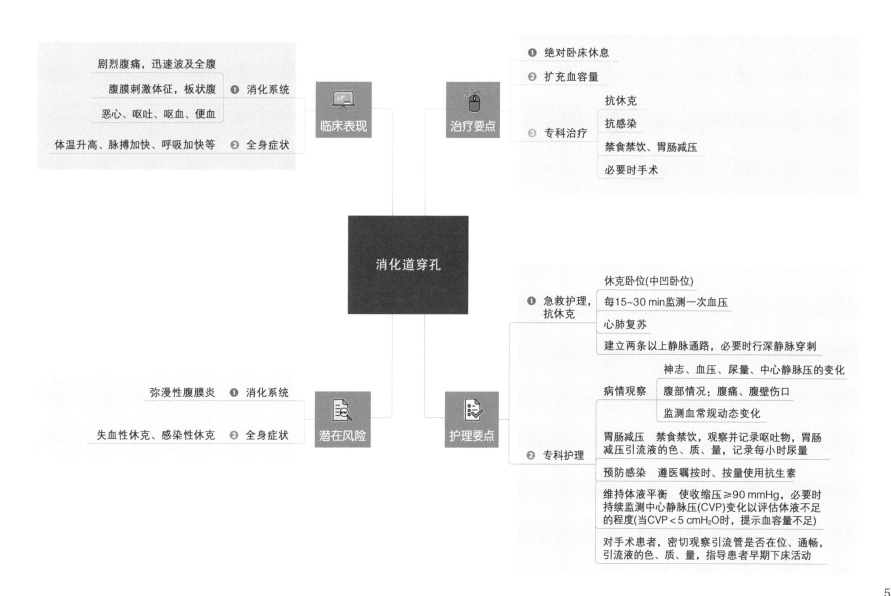

剧烈腹痛，迅速波及全腹

腹膜刺激体征，板状腹　❶ 消化系统

恶心、呕吐、呕血、便血

体温升高、脉搏加快、呼吸加快等　❷ 全身症状

临床表现

治疗要点

❶ 绝对卧床休息

❷ 扩充血容量

❸ 专科治疗　抗休克

抗感染

禁食禁饮、胃肠减压

必要时手术

消化道穿孔

弥漫性腹膜炎　❶ 消化系统

失血性休克、感染性休克　❷ 全身症状

潜在风险

护理要点

❶ 急救护理，抗休克

休克卧位(中凹卧位)

每15~30 min监测一次血压

心肺复苏

建立两条以上静脉通路，必要时行深静脉穿刺

病情观察　神志、血压、尿量、中心静脉压的变化

腹部情况：腹痛、腹壁伤口

监测血常规动态变化

❷ 专科护理

胃肠减压　禁食禁饮，观察并记录呕吐物，胃肠减压引流液的色、质、量，记录每小时尿量

预防感染　遵医嘱按时、按量使用抗生素

维持体液平衡　使收缩压≥90 mmHg，必要时持续监测中心静脉压(CVP)变化以评估体液不足的程度(当CVP < 5 cmH$_2$O时，提示血容量不足)

对手术患者，密切观察引流管是否在位、通畅，引流液的色、质、量，指导患者早期下床活动

48 绞窄性肠梗阻

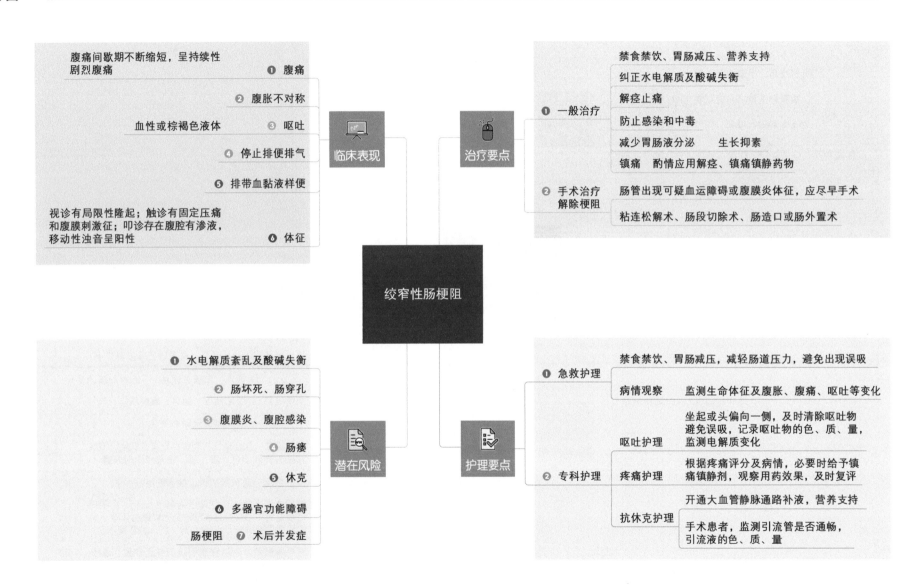

临床表现

① 腹痛　腹痛间歇期不断缩短，呈持续性剧烈腹痛

② 腹胀不对称

③ 呕吐　血性或棕褐色液体

④ 停止排便排气

⑤ 排带血黏液样便

⑥ 体征　视诊有局限性隆起；触诊有固定压痛和腹膜刺激征；叩诊存在腹腔有渗液，移动性浊音呈阳性

治疗要点

① 一般治疗
- 禁食禁饮、胃肠减压、营养支持
- 纠正水电解质及酸碱失衡
- 解痉止痛
- 防止感染和中毒
- 减少胃肠液分泌　生长抑素
- 镇痛　酌情应用解痉、镇痛镇静药物

② 手术治疗解除梗阻
- 肠管出现可疑血运障碍或腹膜炎体征，应尽早手术
- 粘连松解术、肠段切除术、肠造口或肠外置术

潜在风险

① 水电解质紊乱及酸碱失衡

② 肠坏死、肠穿孔

③ 腹膜炎、腹腔感染

④ 肠瘘

⑤ 休克

⑥ 多器官功能障碍

⑦ 肠梗阻　术后并发症

护理要点

① 急救护理
- 禁食禁饮、胃肠减压，减轻肠道压力，避免出现误吸
- 病情观察　监测生命体征及腹胀、腹痛、呕吐等变化

② 专科护理
- 呕吐护理　坐起或头偏向一侧，及时清除呕吐物避免误吸，记录呕吐物的色、质、量，监测电解质变化
- 疼痛护理　根据疼痛评分及病情，必要时给予镇痛镇静剂，观察用药效果，及时复评
- 抗休克护理　开通大血管静脉通路补液，营养支持
- 手术患者，监测引流管是否通畅，引流液的色、质、量

中心：绞窄性肠梗阻

49 脾破裂

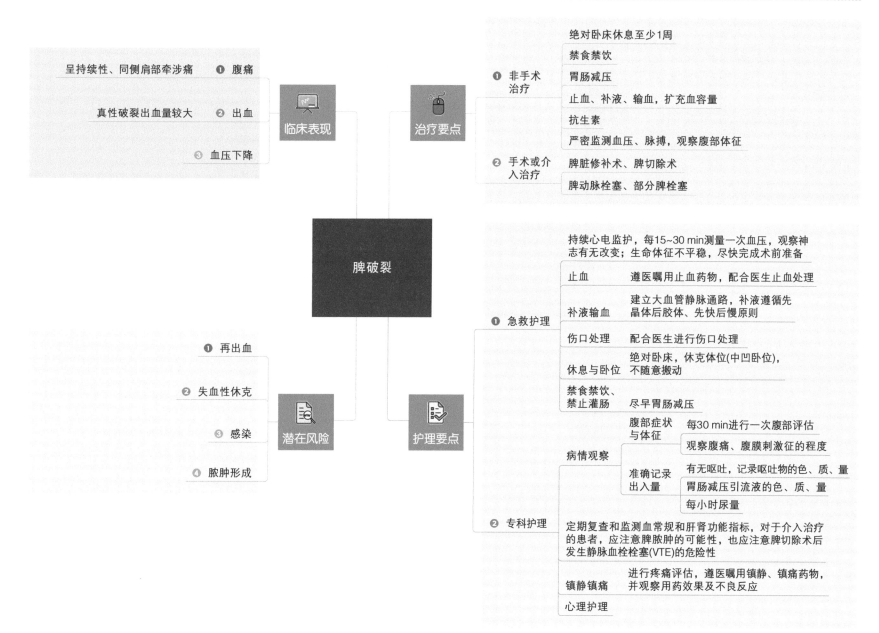

临床表现
- ❶ 腹痛　呈持续性、同侧肩部牵涉痛
- ❷ 出血　真性破裂出血量较大
- ❸ 血压下降

治疗要点
- ❶ 非手术治疗
  - 绝对卧床休息至少1周
  - 禁食禁饮
  - 胃肠减压
  - 止血、补液、输血，扩充血容量
  - 抗生素
  - 严密监测血压、脉搏，观察腹部体征
- ❷ 手术或介入治疗
  - 脾脏修补术、脾切除术
  - 脾动脉栓塞、部分脾栓塞

脾破裂

潜在风险
- ❶ 再出血
- ❷ 失血性休克
- ❸ 感染
- ❹ 脓肿形成

护理要点
- ❶ 急救护理
  - 持续心电监护，每15~30 min测量一次血压，观察神志有无改变；生命体征不平稳，尽快完成术前准备
  - 止血　遵医嘱用止血药物，配合医生止血处理
  - 补液输血　建立大血管静脉通路，补液遵循先晶体后胶体、先快后慢原则
  - 伤口处理　配合医生进行伤口处理
  - 休息与卧位　绝对卧床，休克体位(中凹卧位)，不随意搬动
  - 禁食禁饮、禁止灌肠　尽早胃肠减压
- ❷ 专科护理
  - 病情观察
    - 腹部症状与体征
      - 每30 min进行一次腹部评估
      - 观察腹痛、腹膜刺激征的程度
    - 准确记录出入量
      - 有无呕吐，记录呕吐物的色、质、量
      - 胃肠减压引流液的色、质、量
      - 每小时尿量
  - 定期复查和监测血常规和肝肾功能指标，对于介入治疗的患者，应注意脾脓肿的可能性，也应注意脾切除术后发生静脉血栓栓塞(VTE)的危险性
  - 镇静镇痛　进行疼痛评估，遵医嘱用镇静、镇痛药物，并观察用药效果及不良反应
  - 心理护理

50 肝 破 裂

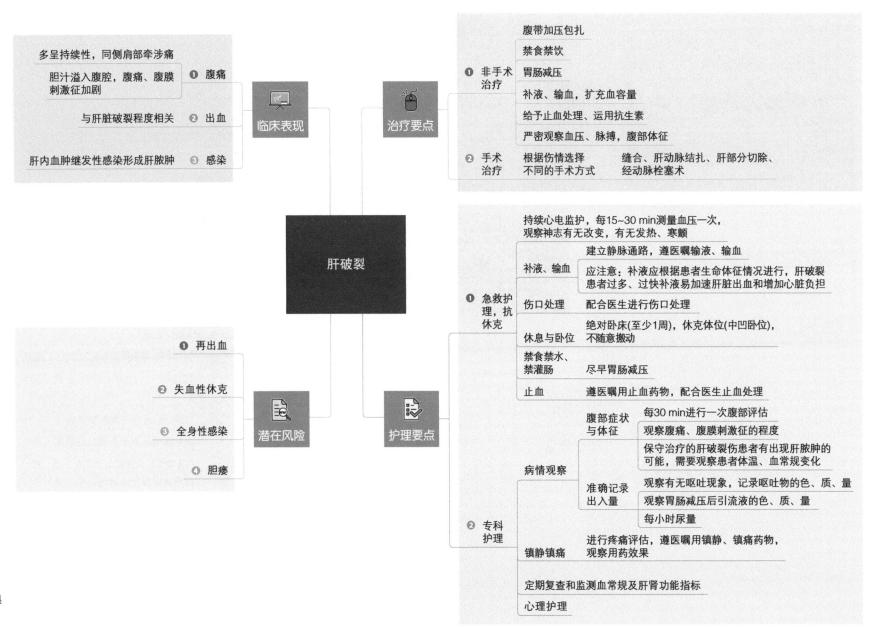

临床表现

❶ 腹痛　多呈持续性，同侧肩部牵涉痛
胆汁溢入腹腔，腹痛、腹膜刺激征加剧

❷ 出血　与肝脏破裂程度相关

❸ 感染　肝内血肿继发性感染形成肝脓肿

治疗要点

❶ 非手术治疗
腹带加压包扎
禁食禁饮
胃肠减压
补液、输血，扩充血容量
给予止血处理、运用抗生素
严密观察血压、脉搏，腹部体征

❷ 手术治疗　根据伤情选择不同的手术方式　缝合、肝动脉结扎、肝部分切除、经动脉栓塞术

肝破裂

潜在风险

❶ 再出血

❷ 失血性休克

❸ 全身性感染

❹ 胆瘘

护理要点

❶ 急救护理，抗休克
持续心电监护，每15~30 min测量血压一次，观察神志有无改变，有无发热、寒颤

补液、输血
建立静脉通路，遵医嘱输液、输血
应注意：补液应根据患者生命体征情况进行，肝破裂患者过多、过快补液易加速肝脏出血和增加心脏负担

伤口处理　配合医生进行伤口处理

休息与卧位　绝对卧床(至少1周)，休克体位(中凹卧位)，不随意搬动

禁食禁水、禁灌肠　尽早胃肠减压

止血　遵医嘱用止血药物，配合医生止血处理

❷ 专科护理
腹部症状与体征
每30 min进行一次腹部评估
观察腹痛、腹膜刺激征的程度

病情观察
保守治疗的肝破裂伤患者有出现肝脓肿的可能，需要观察患者体温、血常规变化

准确记录出入量
观察有无呕吐现象，记录呕吐物的色、质、量
观察胃肠减压后引流液的色、质、量
每小时尿量

镇静镇痛　进行疼痛评估，遵医嘱用镇静、镇痛药物，观察用药效果

定期复查和监测血常规及肝肾功能指标

心理护理

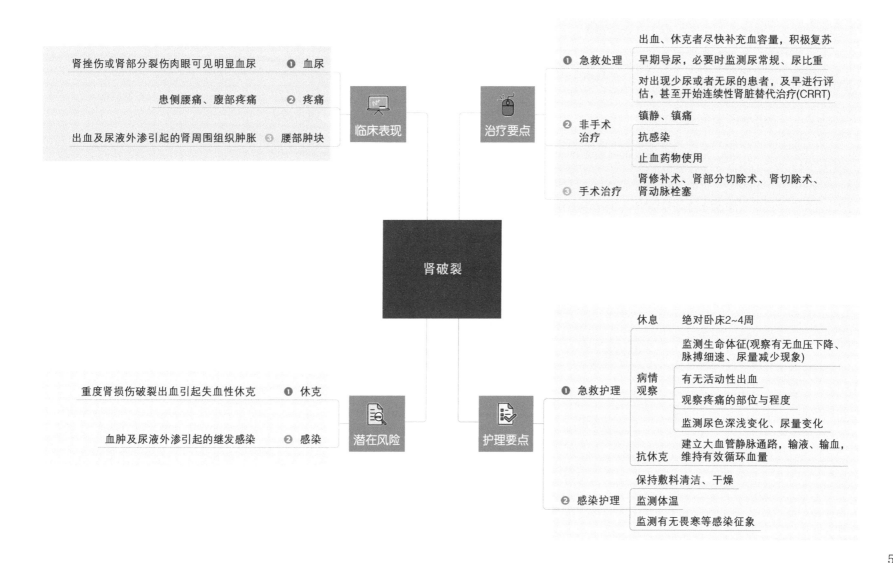

临床表现
- ① 血尿 —— 肾挫伤或肾部分裂伤肉眼可见明显血尿
- ② 疼痛 —— 患侧腰痛、腹部疼痛
- ③ 腰部肿块 —— 出血及尿液外渗引起的肾周围组织肿胀

治疗要点
- ① 急救处理
  - 出血、休克者尽快补充血容量，积极复苏
  - 早期导尿，必要时监测尿常规、尿比重
- ② 非手术治疗
  - 对出现少尿或者无尿的患者，及早进行评估，甚至开始连续性肾脏替代治疗(CRRT)
  - 镇静、镇痛
  - 抗感染
  - 止血药物使用
- ③ 手术治疗 —— 肾修补术、肾部分切除术、肾切除术、肾动脉栓塞

肾破裂

潜在风险
- ① 休克 —— 重度肾损伤破裂出血引起失血性休克
- ② 感染 —— 血肿及尿液外渗引起的继发感染

护理要点
- ① 急救护理
  - 休息 —— 绝对卧床2~4周
  - 病情观察
    - 监测生命体征(观察有无血压下降、脉搏细速、尿量减少现象)
    - 有无活动性出血
    - 观察疼痛的部位与程度
    - 监测尿色深浅变化、尿量变化
  - 抗休克 —— 建立大血管静脉通路，输液、输血，维持有效循环血量
- ② 感染护理
  - 保持敷料清洁、干燥
  - 监测体温
  - 监测有无畏寒等感染征象

55

52　腹主动脉夹层动脉瘤

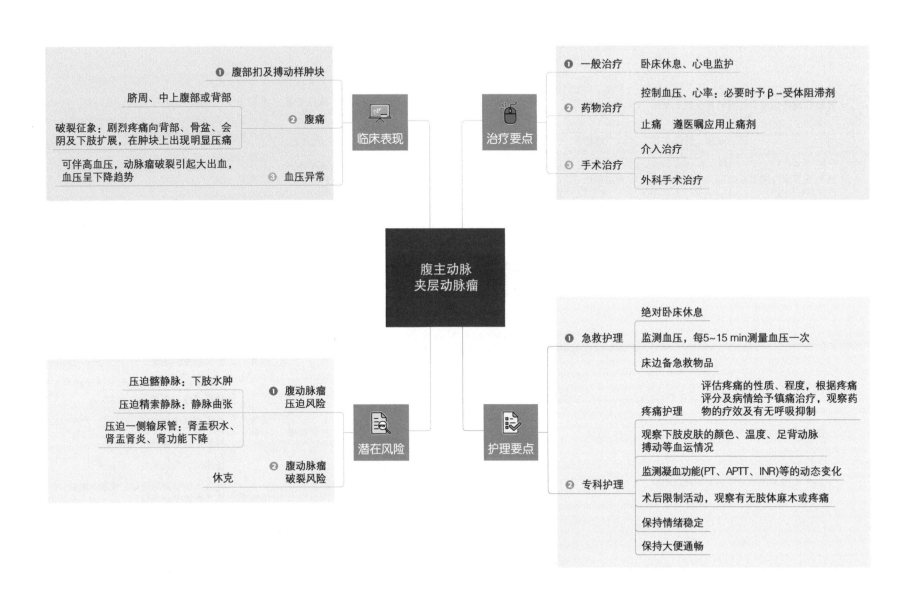

临床表现

❶ 腹部扪及搏动样肿块

❷ 腹痛
- 脐周、中上腹部或背部
- 破裂征象：剧烈疼痛向背部、骨盆、会阴及下肢扩展，在肿块上出现明显压痛

❸ 血压异常
- 可伴高血压，动脉瘤破裂引起大出血，血压呈下降趋势

治疗要点

❶ 一般治疗　卧床休息、心电监护

❷ 药物治疗
- 控制血压、心率：必要时予β-受体阻滞剂
- 止痛　遵医嘱应用止痛剂

❸ 手术治疗
- 介入治疗
- 外科手术治疗

腹主动脉夹层动脉瘤

潜在风险

❶ 腹动脉瘤压迫风险
- 压迫髂静脉：下肢水肿
- 压迫精索静脉：静脉曲张
- 压迫一侧输尿管：肾盂积水、肾盂肾炎、肾功能下降

❷ 腹动脉瘤破裂风险
- 休克

护理要点

❶ 急救护理
- 绝对卧床休息
- 监测血压，每5~15 min测量血压一次
- 床边备急救物品

❷ 专科护理
- 疼痛护理　评估疼痛的性质、程度，根据疼痛评分及病情给予镇痛治疗，观察药物的疗效及有无呼吸抑制
- 观察下肢皮肤的颜色、温度、足背动脉搏动等血运情况
- 监测凝血功能(PT、APTT、INR)等的动态变化
- 术后限制活动，观察有无肢体麻木或疼痛
- 保持情绪稳定
- 保持大便通畅

53　急性上下肢动脉栓塞

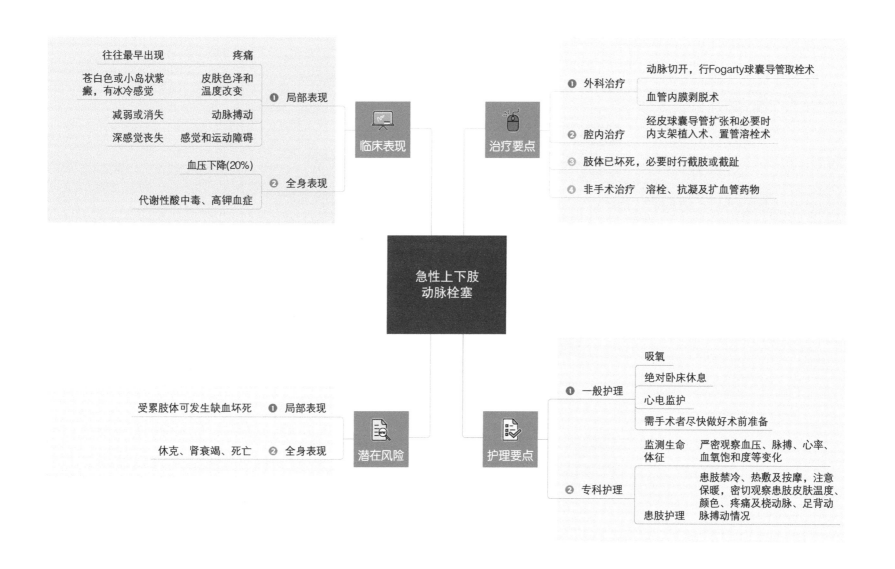

临床表现

① 局部表现
- 往往最早出现　疼痛
- 苍白色或小岛状紫癜，有冰冷感觉　皮肤色泽和温度改变
- 减弱或消失　动脉搏动
- 深感觉丧失　感觉和运动障碍

② 全身表现
- 血压下降(20%)
- 代谢性酸中毒、高钾血症

治疗要点

① 外科治疗
- 动脉切开，行Fogarty球囊导管取栓术
- 血管内膜剥脱术

② 腔内治疗
- 经皮球囊导管扩张和必要时内支架植入术、置管溶栓术

③ 肢体已坏死，必要时行截肢或截趾

④ 非手术治疗　溶栓、抗凝及扩血管药物

急性上下肢动脉栓塞

潜在风险

① 局部表现　受累肢体可发生缺血坏死

② 全身表现　休克、肾衰竭、死亡

护理要点

① 一般护理
- 吸氧
- 绝对卧床休息
- 心电监护
- 需手术者尽快做好术前准备

② 专科护理
- 监测生命体征　严密观察血压、脉搏、心率、血氧饱和度等变化
- 患肢护理　患肢禁冷、热敷及按摩，注意保暖，密切观察患肢皮肤温度、颜色、疼痛及桡动脉、足背动脉搏动情况

54 严重急性脑干出血

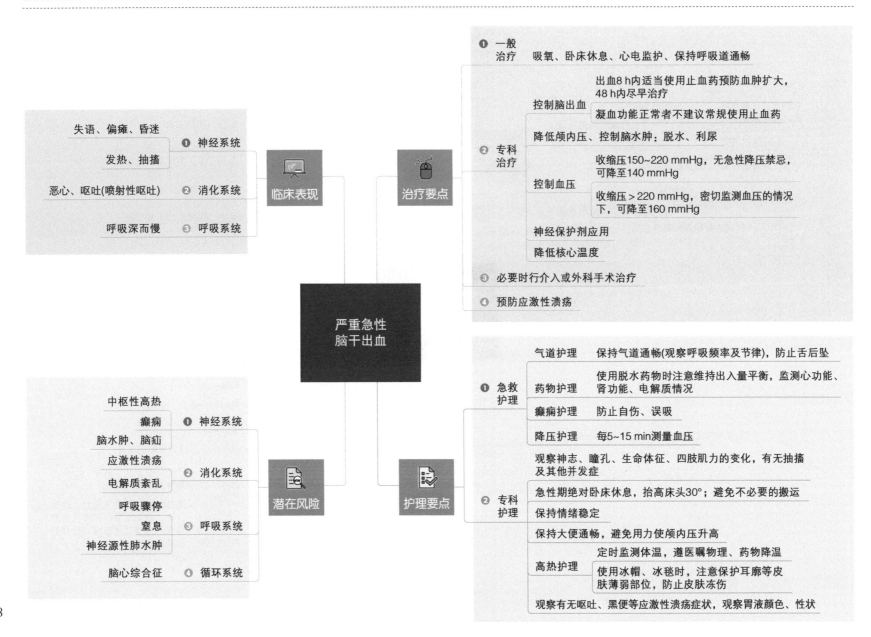

临床表现

① 神经系统　失语、偏瘫、昏迷　发热、抽搐

② 消化系统　恶心、呕吐(喷射性呕吐)

③ 呼吸系统　呼吸深而慢

治疗要点

① 一般治疗　吸氧、卧床休息、心电监护、保持呼吸道通畅

② 专科治疗
- 控制脑出血
  - 出血8 h内适当使用止血药预防血肿扩大，48 h内尽早治疗
  - 凝血功能正常者不建议常规使用止血药
- 降低颅内压、控制脑水肿：脱水、利尿
- 控制血压
  - 收缩压150~220 mmHg，无急性降压禁忌，可降至140 mmHg
  - 收缩压>220 mmHg，密切监测血压的情况下，可降至160 mmHg
- 神经保护剂应用
- 降低核心温度

③ 必要时行介入或外科手术治疗

④ 预防应激性溃疡

严重急性脑干出血

潜在风险

① 神经系统　中枢性高热　癫痫　脑水肿、脑疝

② 消化系统　应激性溃疡　电解质紊乱

③ 呼吸系统　呼吸骤停　窒息　神经源性肺水肿

④ 循环系统　脑心综合征

护理要点

① 急救护理
- 气道护理　保持气道通畅(观察呼吸频率及节律)，防止舌后坠
- 药物护理　使用脱水药物时注意维持出入量平衡，监测心功能、肾功能、电解质情况
- 癫痫护理　防止自伤、误吸
- 降压护理　每5~15 min测量血压

② 专科护理
- 观察神志、瞳孔、生命体征、四肢肌力的变化，有无抽搐及其他并发症
- 急性期绝对卧床休息，抬高床头30°；避免不必要的搬运
- 保持情绪稳定
- 保持大便通畅，避免用力使颅内压升高
- 高热护理
  - 定时监测体温，遵医嘱物理、药物降温
  - 使用冰帽、冰毯时，注意保护耳廓等皮肤薄弱部位，防止皮肤冻伤
- 观察有无呕吐、黑便等应激性溃疡症状，观察胃液颜色、性状

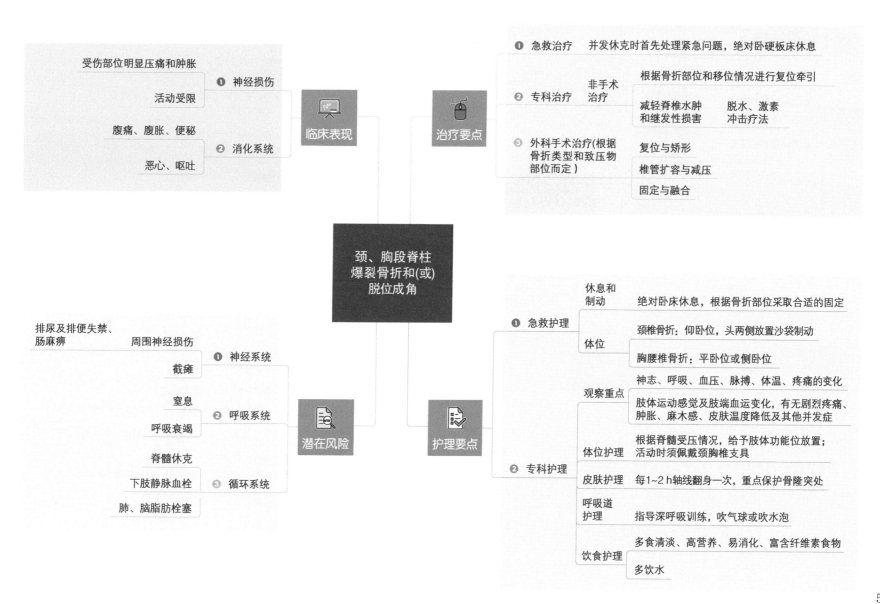

临床表现

受伤部位明显压痛和肿胀

活动受限

❶ 神经损伤

腹痛、腹胀、便秘

恶心、呕吐

❷ 消化系统

治疗要点

❶ 急救治疗　并发休克时首先处理紧急问题，绝对卧硬板床休息

❷ 专科治疗　非手术治疗

根据骨折部位和移位情况进行复位牵引

减轻脊椎水肿和继发性损害　脱水、激素冲击疗法

❸ 外科手术治疗(根据骨折类型和致压物部位而定)

复位与矫形

椎管扩容与减压

固定与融合

颈、胸段脊柱爆裂骨折和(或)脱位成角

潜在风险

排尿及排便失禁、肠麻痹

周围神经损伤

截瘫

❶ 神经系统

窒息

呼吸衰竭

❷ 呼吸系统

脊髓休克

下肢静脉血栓

❸ 循环系统

肺、脑脂肪栓塞

护理要点

❶ 急救护理

休息和制动　绝对卧床休息，根据骨折部位采取合适的固定

体位　颈椎骨折：仰卧位，头两侧放置沙袋制动

胸腰椎骨折：平卧位或侧卧位

❷ 专科护理

观察重点　神志、呼吸、血压、脉搏、体温、疼痛的变化

肢体运动感觉及肢端血运变化，有无剧烈疼痛、肿胀、麻木感、皮肤温度降低及其他并发症

体位护理　根据脊髓受压情况，给予肢体功能位放置；活动时须佩戴颈胸椎支具

皮肤护理　每1~2 h轴线翻身一次，重点保护骨隆突处

呼吸道护理　指导深呼吸训练，吹气球或吹水泡

饮食护理　多食清淡、高营养、易消化、富含纤维素食物

多饮水

56　脊髓急性外伤性压迫

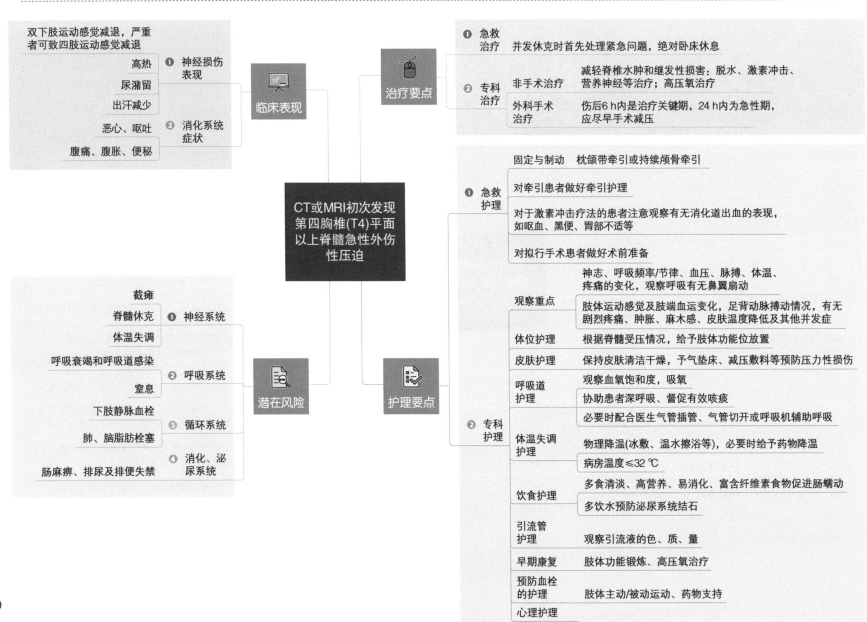

临床表现

双下肢运动感觉减退，严重者可致四肢运动感觉减退

❶ 神经损伤表现
- 高热
- 尿潴留
- 出汗减少

❷ 消化系统症状
- 恶心、呕吐
- 腹痛、腹胀、便秘

CT或MRI初次发现第四胸椎(T4)平面以上脊髓急性外伤性压迫

潜在风险

❶ 神经系统
- 截瘫
- 脊髓休克
- 体温失调

❷ 呼吸系统
- 呼吸衰竭和呼吸道感染
- 窒息

❸ 循环系统
- 下肢静脉血栓
- 肺、脑脂肪栓塞

❹ 消化、泌尿系统
- 肠麻痹、排尿及排便失禁

治疗要点

❶ 急救治疗　并发休克时首先处理紧急问题，绝对卧床休息

❷ 专科治疗
- 非手术治疗　减轻脊椎水肿和继发性损害：脱水、激素冲击、营养神经等治疗；高压氧治疗
- 外科手术治疗　伤后6 h内是治疗关键期，24 h内为急性期，应尽早手术减压

护理要点

❶ 急救护理
- 固定与制动　枕颌带牵引或持续颅骨牵引
- 对牵引患者做好牵引护理
- 对于激素冲击疗法的患者注意观察有无消化道出血的表现，如呕血、黑便、胃部不适等
- 对拟行手术患者做好术前准备

❷ 专科护理
- 观察重点　神志、呼吸频率/节律、血压、脉搏、体温、疼痛的变化，观察呼吸有无鼻翼扇动
- 肢体运动感觉及肢端血运变化，足背动脉搏动情况，有无剧烈疼痛、肿胀、麻木感、皮肤温度降低及其他并发症
- 体位护理　根据脊髓受压情况，给予肢体功能位放置
- 皮肤护理　保持皮肤清洁干燥，予气垫床、减压敷料等预防压力性损伤
- 呼吸道护理
  - 观察血氧饱和度，吸氧
  - 协助患者深呼吸、督促有效咳痰
  - 必要时配合医生气管插管、气管切开或呼吸机辅助呼吸
- 体温失调护理
  - 物理降温(冰敷、温水擦浴等)，必要时给予药物降温
  - 病房温度≤32 ℃
- 饮食护理
  - 多食清淡、高营养、易消化、富含纤维素食物促进肠蠕动
  - 多饮水预防泌尿系统结石
- 引流管护理　观察引流液的色、质、量
- 早期康复　肢体功能锻炼、高压氧治疗
- 预防血栓的护理　肢体主动/被动运动、药物支持
- 心理护理

57 黄体或异位妊娠破裂

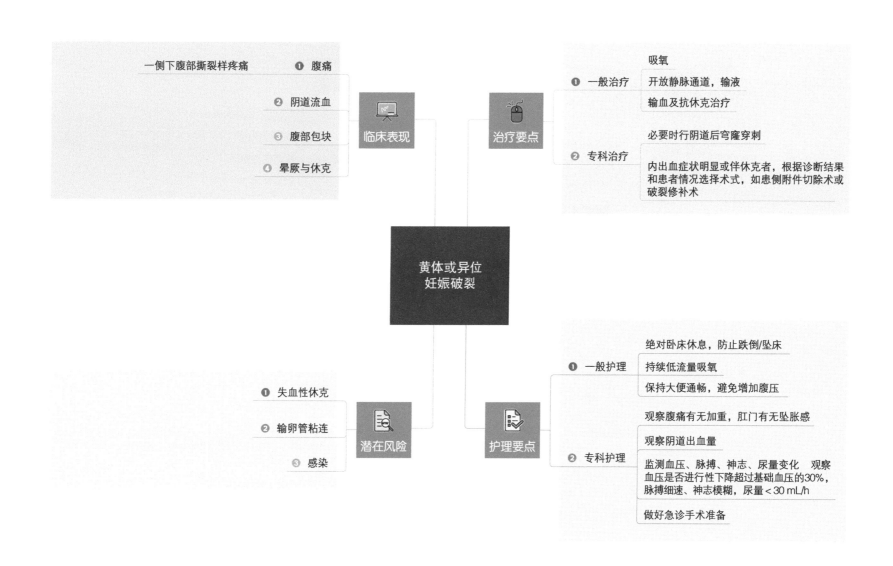

临床表现
- 一侧下腹部撕裂样疼痛 ❶ 腹痛
- ❷ 阴道流血
- ❸ 腹部包块
- ❹ 晕厥与休克

治疗要点
- ❶ 一般治疗
  - 吸氧
  - 开放静脉通道，输液
  - 输血及抗休克治疗
- ❷ 专科治疗
  - 必要时行阴道后穹隆穿刺
  - 内出血症状明显或伴休克者，根据诊断结果和患者情况选择术式，如患侧附件切除术或破裂修补术

黄体或异位妊娠破裂

潜在风险
- ❶ 失血性休克
- ❷ 输卵管粘连
- ❸ 感染

护理要点
- ❶ 一般护理
  - 绝对卧床休息，防止跌倒/坠床
  - 持续低流量吸氧
  - 保持大便通畅，避免增加腹压
- ❷ 专科护理
  - 观察腹痛有无加重，肛门有无坠胀感
  - 观察阴道出血量
  - 监测血压、脉搏、神志、尿量变化　观察血压是否进行性下降超过基础血压的30%，脉搏细速、神志模糊，尿量＜30 mL/h
  - 做好急诊手术准备

58　前置胎盘并活动性出血

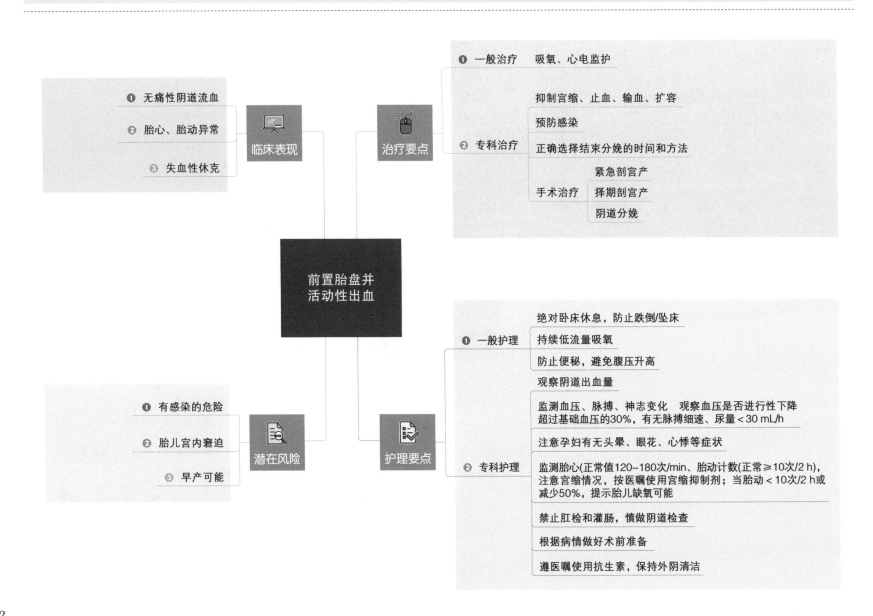

临床表现
❶ 无痛性阴道流血
❷ 胎心、胎动异常
❸ 失血性休克

治疗要点
❶ 一般治疗　吸氧、心电监护
❷ 专科治疗
　抑制宫缩、止血、输血、扩容
　预防感染
　正确选择结束分娩的时间和方法
　手术治疗　紧急剖宫产
　　　　　　择期剖宫产
　　　　　　阴道分娩

前置胎盘并活动性出血

潜在风险
❶ 有感染的危险
❷ 胎儿宫内窘迫
❸ 早产可能

护理要点
❶ 一般护理
　绝对卧床休息，防止跌倒/坠床
　持续低流量吸氧
　防止便秘，避免腹压升高
　观察阴道出血量
❷ 专科护理
　监测血压、脉搏、神志变化　观察血压是否进行性下降超过基础血压的30%，有无脉搏细速、尿量<30 mL/h
　注意孕妇有无头晕、眼花、心悸等症状
　监测胎心(正常值120~180次/min、胎动计数(正常≥10次/2 h)，注意宫缩情况，按医嘱使用宫缩抑制剂；当胎动<10次/2 h或减少50%，提示胎儿缺氧可能
　禁止肛检和灌肠，慎做阴道检查
　根据病情做好术前准备
　遵医嘱使用抗生素，保持外阴清洁

59 胎盘早剥并活动性出血

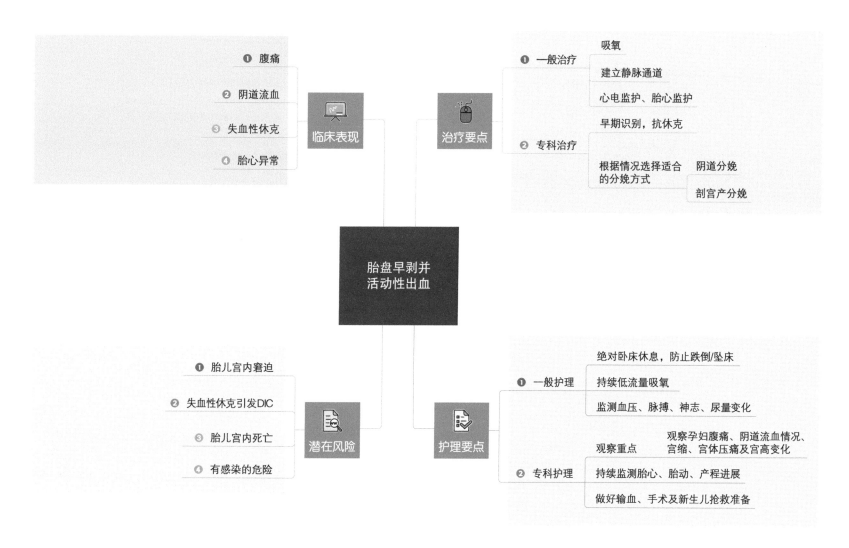

注：DIC 指弥散性血管内凝血。

60 胎儿宫内窘迫

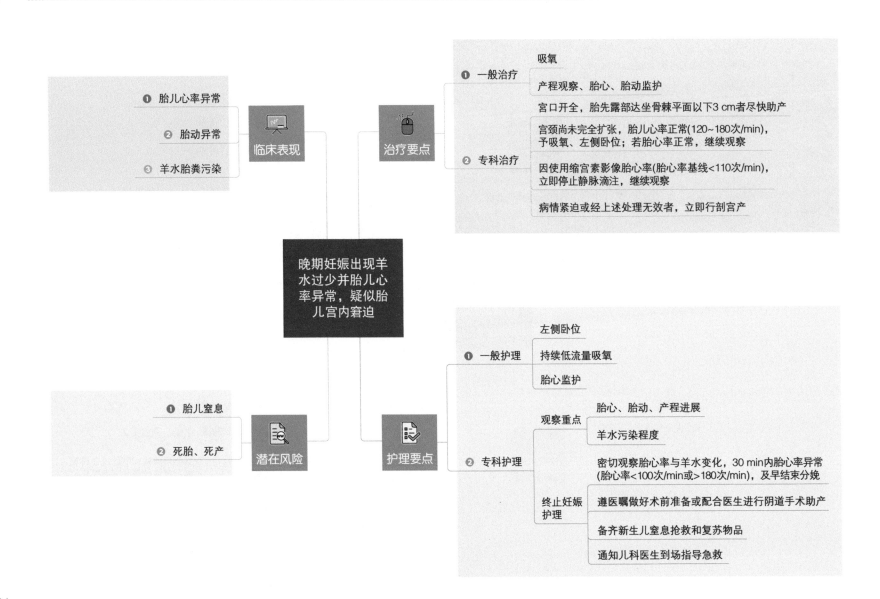

临床表现
- ❶ 胎儿心率异常
- ❷ 胎动异常
- ❸ 羊水胎粪污染

治疗要点
- ❶ 一般治疗
  - 吸氧
  - 产程观察、胎心、胎动监护
- ❷ 专科治疗
  - 宫口开全，胎先露部达坐骨棘平面以下3 cm者尽快助产
  - 宫颈尚未完全扩张，胎儿心率正常(120~180次/min)，予吸氧、左侧卧位；若胎心率正常，继续观察
  - 因使用缩宫素影像胎心率(胎心率基线<110次/min)，立即停止静脉滴注，继续观察
  - 病情紧迫或经上述处理无效者，立即行剖宫产

晚期妊娠出现羊水过少并胎儿心率异常，疑似胎儿宫内窘迫

潜在风险
- ❶ 胎儿窒息
- ❷ 死胎、死产

护理要点
- ❶ 一般护理
  - 左侧卧位
  - 持续低流量吸氧
  - 胎心监护
- ❷ 专科护理
  - 观察重点
    - 胎心、胎动、产程进展
    - 羊水污染程度
  - 终止妊娠护理
    - 密切观察胎心率与羊水变化，30 min内胎心率异常(胎心率<100次/min或>180次/min)，及早结束分娩
    - 遵医嘱做好术前准备或配合医生进行阴道手术助产
    - 备齐新生儿窒息抢救和复苏物品
    - 通知儿科医生到场指导急救

61 子宫破裂

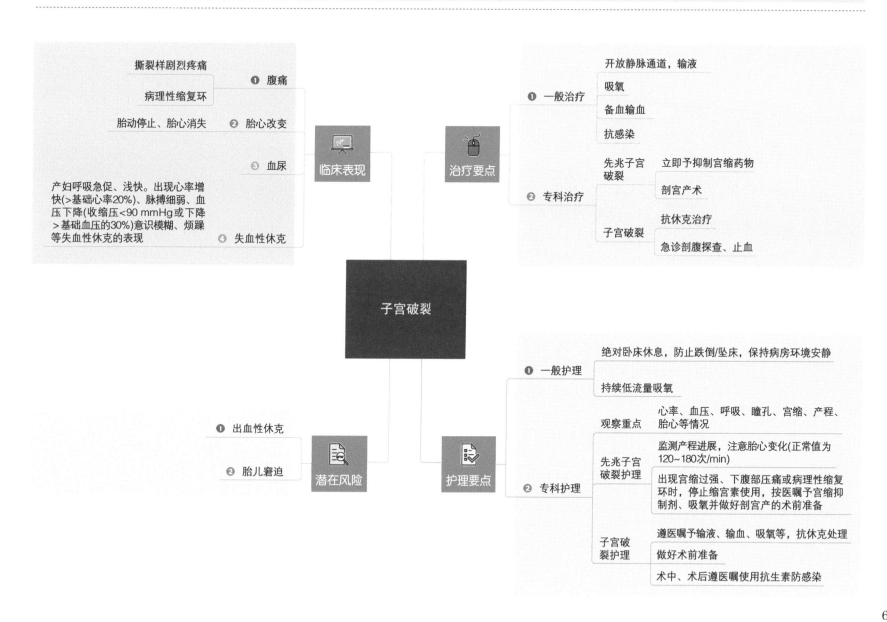

临床表现

❶ 腹痛
- 撕裂样剧烈疼痛
- 病理性缩复环

❷ 胎心改变
- 胎动停止、胎心消失

❸ 血尿

❹ 失血性休克
- 产妇呼吸急促、浅快。出现心率增快(>基础心率20%)、脉搏细弱、血压下降(收缩压<90 mmHg或下降>基础血压的30%)意识模糊、烦躁等失血性休克的表现

治疗要点

❶ 一般治疗
- 开放静脉通道,输液
- 吸氧
- 备血输血
- 抗感染

❷ 专科治疗
- 先兆子宫破裂
  - 立即予抑制宫缩药物
  - 剖宫产术
- 子宫破裂
  - 抗休克治疗
  - 急诊剖腹探查、止血

子宫破裂

潜在风险

❶ 出血性休克

❷ 胎儿窘迫

护理要点

❶ 一般护理
- 绝对卧床休息,防止跌倒/坠床,保持病房环境安静
- 持续低流量吸氧

❷ 专科护理
- 观察重点:心率、血压、呼吸、瞳孔、宫缩、产程、胎心等情况
- 先兆子宫破裂护理
  - 监测产程进展,注意胎心变化(正常值为120~180次/min)
  - 出现宫缩过强、下腹部压痛或病理性缩复环时,停止缩宫素使用,按医嘱予宫缩抑制剂、吸氧并做好剖宫产的术前准备
- 子宫破裂护理
  - 遵医嘱予输液、输血、吸氧等,抗休克处理
  - 做好术前准备
  - 术中、术后遵医嘱使用抗生素防感染

参考文献

［1］安力彬，陆虹.妇产科护理学［M］.7版.北京：人民卫生出版社，2022.

［2］柴枝楠，张国强.医学危急值判读与急救手册[M].北京:人民军医出版社，2012.

［3］陈孝平，汪建平，赵继宗.外科学［M］.9版.北京：人民卫生出版社，2018.

［4］葛均波，徐永健，王辰.内科学［M］.9版.北京：人民卫生出版社，2018.

［5］桂莉，金静芬.急危重症护理学［M］.5版.北京：人民卫生出版社，2022：171-172.

［6］侯黎莉.肺血管疾病护理学［M］.北京：人民卫生出版社，2014.

［7］黄晓军，吴德沛.内科学：血液内科分册［M］.北京：人民卫生出版社，2015.

［8］急性出血性凝血功能障碍诊治专家共识组.急性出血性凝血功能障碍诊治专家共识［J］.中华急诊医学杂志，2020，29（6）：780-787.

［9］姜远英.临床药物治疗学［M］.5版.北京：人民卫生出版社，2022.

［10］金静芬，刘颖青.急诊专科护理［M］.北京：人民卫生出版社，2018.

［11］兰肯.ICU诊疗精要［M］.2版.于国荣，等译.北京:中国科学技术出版社，2018.

［12］雷迪.水、电解质和酸碱平衡紊乱:临床评估与管理［M］.张向阳,陈旭岩,译.北京：中国科学技术出版社，2020.

［13］李乐之，路潜.外科护理学［M］.7版.北京：人民卫生出版社，2021.

［14］李新钢，王任直.外科学 神经外科分册［M］.北京：人民卫生出版社，2015.

［15］李震，翟水亭，付明倜.血管与腔内血管外科护理常规［M］.北京：清华大学出版社，2015.

［16］刘大为.实用重症医学［M］.2版.北京：人民卫生出版社，2017.

［17］刘悦新，李绮薇.妇产科护理与风险防范［M］.北京：人民军医出版社，2014.

［18］马佳英.图解实用ICU临床护理［M］.北京：化学工业出版社，2018.

［19］朴镇恩.酸碱失衡与水电解质紊乱诊断治疗学［M］.北京：科学出版社，2017.

［20］邱海波,管向东.重症医学高级教程[M].北京:中华医学电子音像出版社，2016.

［21］孙虹，张罗.耳鼻喉头颈外科学［M］.9版.北京：人民卫生出版社，2018.

［22］万新宇.后路手术内固定治疗脊柱骨折的临床效果分析［J］.当代医学，2019，25（17）：161-162.

［23］万学红，卢雪峰.诊断学［M］.9版.北京：人民卫生出版社，2018.

［24］王吉耀，葛均波，邹和建.实用内科学［M］.16版.北京：人民卫生出版社，2022.

［25］谢幸，孔北华，段涛.妇产科学［M］.9版.北京：人民卫生出版社，2018.

［26］胥少汀，葛宝丰，卢世璧.实用骨科学［M］.4版.北京:人民军医出版社，2019.

［27］徐丛剑，华克勤.实用妇产科学［M］.4版.北京：人民卫生出版社，2018.

［28］尤黎明，吴瑛.内科护理学［M］.7版.北京：人民卫生出版社，2022.

［29］郑修霞.妇产科护理学［M］.北京：人民卫生出版社，2006.

［30］中国残疾人康复协会脊髓损伤康复专业委员会.创伤性脊柱脊髓损伤诊断与治疗专家共识（2022版）［J］.中国老年保健医学，2022,20（4）:6-9.

［31］中国静脉介入联盟，中国医师协会介入医师分会外周血管介入专业委员会，国际血管联盟中国分部护理专业委员会.致命性肺血栓栓塞症急救护理专家共识［J］.中华现代护理杂志，2023，29（17）：2241-2250.

［32］中国静脉介入联盟，中国医师协会介入医师分会外周血管介入专业委员会.抗凝剂皮下注射护理规范专家共识［J］.介入放射学杂志，2019，28（8）：709-716.

［33］中国临床肿瘤学会指南工作委员会.中国临床肿瘤学会（CSCO）肿瘤相关性贫血临床实践指南2021［M］.北京：人民卫生出版社，2021.

［34］中国输血协会临床输血学专业委员会.内科重症监护病房的患者血液管理专家共识［J］.临床血液杂志，2020，33（2）：83-86.

［35］中国卫生行业标准:静脉治疗护理技术操作规范（WS/T 433—2013）［S］.北京：中华人民共和国国家卫生和计划生育委员会，2013.

［36］中国卫生行业标准：临床微生物实验室血培养操作规范（WS/T 503—2017）［S］.北京：中华人民共和国国家卫生和计划生育委员会，2017.

［37］中国卫生行业标准：临床血液与体液检验基本技术标准（WS/T 806—2022）［S］.北京：中华人民共和国国家卫生健康委员会，2022.

［38］中国医师协会神经外科医师分会神经重症专家委员会，北京医学会神经外科学分会神经外科危重症组.神经外科中枢神经系统感染诊治中国专家共识（2021版）［J］.中华医学杂志，2021，37（1）：2-15.

［39］中国医师协会心血管内科医师分会，中国心血管健康联盟，心肌梗死后心力衰竭防治专家共识工作组.2020心肌梗死后心力衰竭防治专家共识［J］.中国循环杂志，2020，35（12）：1166-1180.

［40］中国医师协会心血管内科医师分会心力衰竭学组，中国心力衰竭患者高钾血症管理专家共识工作组.中国心力衰竭患者高钾血症管理专家共识［J］.中华医学杂志，2021，101（42）：3451-3458.

［41］中国医师协会心血管外科医师分会大血管外科专业委员会.主动脉夹层诊断与治疗规范中国专家共识［J］.中华胸心血管外科杂志，2017,33(11)：641-654.

［42］中华人民共和国卫生行业标准:全血和成分血使用WS/T 623—2018［S］.北京：中华人民共和国国家卫生健康委员会，2018.

［43］中华医学会，中华医学会临床药学分会，中华医学会杂志社，等.室上性心动过速基层合理用药指南［J］.中华全科医师杂志，2021，20（4）：435-440.

［44］中华医学会，中华医学会临床药学分会，中华医学会杂志社，等.心房颤动基层合理用药指南［J］.中华全科医师杂志，2021，20（2）：166-174.

［45］中华医学会，中华医学会杂志社，中华医学会全科医学分会，等.急性心力衰竭基层诊疗指南（2019年）［J］.中华全科医师杂志，2019，18（10）：925-930.

［46］中华医学会神经病学分会，中华医学会神经病学分会脑血管病学组.中国脑出血诊治指南（2019）［J］.中华神经科杂志，2019，52（12）：994-1005.

［47］中华医学会外科学分会血管外科学组.腹主动脉瘤诊断和治疗中国专家共识（2022版）［J］.中国实用外科杂志，2022，42（4）：380-387.

［48］中华医学会外科学分会胰腺外科学组.中国急性胰腺炎诊治指南（2021）［J］.中华外科杂志，2021，59（7）：578-587.

［49］中华医学会心电生理和起搏分会，中国医师协会心律学专业委员会.室性心律失常中国专家共识基层版［J］.中华心律失常学杂志，2022,26(2)：106-126.

［50］中华医学会心电生理和起搏分会，中国医师协会心律学专业委员会.心动过缓和传导异常患者的评估与管理中国专家共识2020［J］.中华心律失常学杂志，2021，25（3）：27.

［51］中华医学会心血管病学分会，中国生物医学工程学会心律分会.抗心律失常药物临床应用中国专家共识［J］.中华心血管病杂志，2023，51（3）：

256-269.

［52］中华医学会心血管病学分会，中国医师协会心血管内科医师分会指南与共识工作委员会.胸主动脉内治疗围手术期管理中国专家共识［J］.中华医学杂志，2019，99（32）：2489-2496.

［53］中华医学会心血管病学分会，中华心血管病杂志编辑委员会.急性ST段抬高型心肌梗死诊断和治疗指南（2019）［J］.中华心血管病杂志，2019，47（10）：766-783.

［54］中华医学会血液学分会白血病淋巴瘤学组.真性红细胞增多症诊断与治疗中国指南（2022年版）［J］.中华血液学杂志，2022，43（7）：537-541.

［55］中华预防医学会脊柱疾病预防与控制专业委员会脊柱脊髓损伤疾病预防与控制学组，中国康复医学会脊柱脊髓专业委员会基础研究学组.急性脊柱脊髓损伤围术期管理临床指南［J］.中华创伤杂志，2019，35（7）：

577-587.

［56］中华中医药学会血液病分会，中国中西医结合学会肿瘤专业委员会，北京中西医结合学会肿瘤专业委员会.肿瘤相关性贫血中医药防治专家共识［J］.北京中医药，2021，40（1）：48-52.

［57］周金泉，张维青，孙浩峰.心脏外科护理分册［M］.北京：军事医学出版社，2011.

［58］朱建英，韩文军，钱火红，等.临床外科护理学［M］.2版.北京：科学出版社，2017.

［59］朱霞明，童淑萍.血液系统疾病护理实践手册［M］.北京:清华大学出版社，2016.

［60］Rifai N, Burnham C-A, Horvath A R，等.临床微生物学诊断方法与应用［M］.汤一苇，潘柏申，译.上海：上海科学技术出版社，2022.